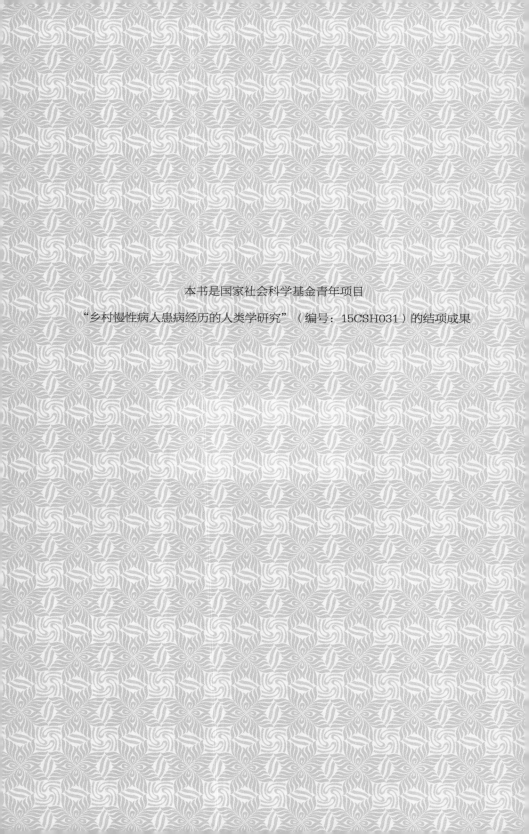

本书是国家社会科学基金青年项目

"乡村慢性病人患病经历的人类学研究"（编号：15CSH031）的结项成果

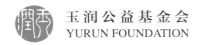
玉润公益基金会
YURUN FOUNDATION

甜蜜的苦痛
乡村慢性病人的患病经历研究

SWEET SUFFERING

A Study of the Illness Experience of
Chronic Patients in Rural China

余成普　著

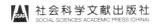
社会科学文献出版社
SOCIAL SCIENCES ACADEMIC PRESS (CHINA)

序

　　任何研究都有强弱之处，天衣无缝的学术研究是没有的。有一些是理论味道十足的，但缺乏实证经验；有一些是材料特别多的，但没有理论关怀或宏观分析。尤其是在人类学研究中，这些问题日益凸显，它们是我们对微观社会与宏观社会之间的关系进行解析的矛盾所在。将田野调查资料融入学理讨论或设置在宏观分析视角之下，乃至联系到学科发展的问题，都是艰难的。地方性问题与普遍性问题是有联结的，看不到地方社会之外的世界，就只能写出一部关联性很弱的人类学民族志。任何单一的努力都难以解决这些问题和矛盾。努力一生，或许才能在不断的感悟中升华。即便如此，将之转化为优秀的成果也是非常艰难的。

　　考虑到上述艰难性，我们才能感悟到余成普这部新作的魅力。它的根是对一个侗族村寨的健康人类学田野调查研究，其立意也是不凡的。如果没有这个根，就没有这部著作的特征之生成。如果没有不凡的立意，那么它充其量只能算作一部比较有意思的民族志而已。

　　学术作品的立意可以分为三种。第一种是说别人的见解不全面，进而说自己的见解是别人没有考虑到或没有充分阐释的。这种立意是补充性、借鉴性与建设性之合。第二种是找一个攻击的靶子，再找一个箭头射向那个靶子，将之穿透、撕裂甚至击倒。这种批判性的立意是说别人的见解是错的，自己的见解才是对的，所以必须以否定他者的见解为立意的出发点。第三种则是潘光旦先生当年针对费孝通《生育制度》一书的缺陷所说的"派与汇"，

1

也就是将多家之言融为自我之言，而不是搞"一言堂"。这是一种比较考究的立意。其中，借鉴、补充、商榷、发挥、既有否定也有肯定的终极目的是汲取他者的思想丰富自己的认知体系，进而提出独到见解。

在余成普的新作中，他的立意是采用一种多元的认识论阐释一个侗族村寨的疾病发生规律与我国广大农村疾病谱的相似性，同时采用一种多元的本体论阐释人们对慢性病成因的理解以及应对方式。这两个思想性极强的研究取向是他的新作之精华，其中嵌入了理论创新点。这是因为，在全球有关非传染性疾病的研究中，但凡涉及慢性病产生的社会成因时，其分析路径可以用三个关键词归纳：一是结构性，二是地方性，三是主体性。将这三者串联在一起的研究少之又少。余成普将这三者串联在一起做出综合全面的分析可谓是一种可贵的努力。

支撑结构性分析的理论包括健康社会因素决定论、社会经济地位说、社会分层作用说以及有关健康水平的社会梯度理论。尽管名称不同，但它们都是在探索人群的财富鸿沟、权力的大小。权益意识的强弱、受教育程度的高低、社会资本的多寡以及社会经济政策对不同人群的健康的影响程度。

健康社会因素决定论的系统提出源于"白厅研究"（White Hall Study）。英国伦敦市内的一条街名叫白厅。它连接着议会大厦和唐宁街，国防部、外交部、内政部、海军部等一些英国政府机关也设在这里。因此，人们将白厅作为英国行政部门的代称。易言之，"白厅研究"是一项有关公务员身心健康的研究。它提出的社会梯度理论的测量基础是官职的大小，其主要发现是，在岁数相同的情况下，健康水平因官职大小而呈现职位越高、健康情况越好，职位越低、健康情况越差的情况。英国的社会结构复杂，白厅实属一个独特的小社会。其人群属性特殊、所在地域狭窄，甚至可以说是一个"地方性社会"，只不过这里的人群影响力广泛。当有关健康水平差异的社会梯度理论在全球范围内广泛使用时，"白厅研究"针对的人群特殊性屡屡被遗忘。它涉及的地方性更是在理论套用和分析中被遗忘。

余成普承认社会结构分析的合理性，但他没有止步不前，而是在此基础上，将地方性置于一个相接层面的分析之中。他近年撰写过《地方生物学：概念缘起与理论意涵》一文，所以深知普遍性的健康问题无不带有地方性成分。在其新作中，他使用了近八年来不断往返于那个侗族村寨从事人类学调查所收集的数据，为我们审视乡村老年人如何与疾病共处提供了一面透镜。

余成普讨论的地方性问题相当广泛，包括本地的地形之变、交通之变、家庭结构之变、人口流动之变、生产方式之变、生活方式之变、通信设备之变、医疗生态之变及人们的观念之变，对老年人的健康产生的独特、综合的影响甚至冲击。其中，医疗生态之变是指两个方面的变化：一是疾病谱之变，二是就医行为之变。疾病谱之变是流行病走向慢性病普遍化的转折。在我国城市，这一转折始于20世纪70年代中后期。在我国农村，其端倪出现在农业经济体制改革若干年之后，要比城市晚十年左右。疾病谱的变化伴随着就医行为之变。在余成普调查的那个侗族村寨里，如果用粗线条的历史时期划分，那么大集体时代的就医行为规律是局限在当地就医。当地就是本村、邻村及附近乡镇和县城。在这个村寨实现公路化的2006年之前，本村人远距离求医问药是难上加难之事，村民甚至连出门就医的信息都难以获得。随着外出务工和公路的城乡连接，离开村庄就医才具有了广泛性和真实性。

在兼顾结构性和地方性之时，余成普没有忘记对主体性的关注。他的研究对象主要是患有一种或多种慢性病的老年人及其家属。在他的分析中，人们对疾病的认识和应对方式，如同结构性和地方性的影响和作用一样重要，毕竟在同样的结构性制约中或在共享的地方生活世界里，人们的患病经历、对疾病的认知以及应对方式是不同的。我们从他的描述和分析中获悉，过劳致病、短缺经济时代特有的营养不良问题、就医困难、农业生产方式、个人生活方式和居住条件甚至家庭矛盾和不可预测的命运，都是他的研究对象所认识到的慢性病成因。在这一系列认识中，我们可以发现科学知识、民间常识以及超自然认知留下的痕迹。

早在20世纪30年代末，张东荪就提出，学者对社会问题的认识和分析不能仅仅基于科学范式或科学知识，而要兼顾对常识性知识和形而上知识的重视。作为倡导多元本体论的先行者，张东荪提醒我们，针对人之思和人之举，如果仅从科学范式或科学知识的维度加以阐释，那么结果必定令人失望。余成普不一定了解张东荪当年提出多元本体论思想的前因后果或张东荪本人的命运之曲折，但是他以其悟性和长期的田野工作经验发现，在科学范式或科学知识之外，村民对疾病的认识还伴随着乡土知识和弥漫在民间的形而上知识的嵌入。例如，在这个村寨仍然可以见到"神药两解"思想的延续，尽管这是一种老龄化现象的表征，但在有些情况下仍然会影响到中青年。在以往交通限制的本地就医格局中，除了村医外，当地村民求医问药的另一个来源是用偏方、土方、动物药、植物药为本地人治病的民间医生。

根据余成普的观察和了解，传统医学面临着实践空间和认同空间都在缩小的危机。对于其未来命运，我与他的观点是不一样的。我认为传统医学有机会焕发新生。对现代医学与传统医学命运的判断，如同余成普所说的现代医学或流行病学相比于医学人类学而言是强势的一样，都涉及一系列认识问题，其中包括如何认识主流与边缘的问题。现代医学传入中国以来，西医强势的支撑点之一即科学主义意识形态，若没有这样的意识形态，则西医的强势便无从谈起。医学人类学在某种意义上宛如传统医学，总是要发出与所谓主流对峙的声音。在边缘进行协作，偶尔罕见地进入主流话语，乃是全球医学人类学的共同经历，为此不必大惊小怪。我们反而应该认识到，如果没有处在边缘的医学，只有主流医学，或者没有在边缘发展的学科，只有占据主流的学科，那么我们的生活世界和学术世界必定丧失异己，也必然意味着不同观点、不同声音、不同立场、不同视角甚至不同本体论思想的烟消云散。

总之，这部新作有想象力地采用了两种三角关系作为分析维度：第一种是结构性、地方性、主体性组合的多元认识论，第二种是科学知识、民间知识、形而上知识组合的多元本体论。余成普在其新作中的理论思想创新，并不在于把某些学术观点或见解作为一个必须击倒的靶子，而是将人类学强调的整体论嵌入具体的分析和相关结论中。理论思想的创新总是一些学者站在其他学者肩头继续努力的结果。正所谓"一生二，二生三，三生万物"，若大而化小而论之，全球医学人类学的科学发展也是如此；若化为更小的微观，即中国医学人类学的发展趋势，如果不发生类似于水文环境突然发生巨变的特殊现象，则必然是长江后浪推前浪。

景　军
清华大学社会学系教授

第一章　绪论

一　中国农村疾病谱的百年变迁

世界卫生组织 2018 年的数据显示，以心血管疾病、癌症、呼吸系统疾病和糖尿病为代表的慢性非传染性疾病（简称"慢性病"）每年导致 4100 万人死亡，相当于全球总死亡人数的 71%；每年有 1500 万 30 ~ 69 岁的人死于慢性病，这类"过早"死亡中的 85% 发生在低收入和中等收入国家[1]。上述数据与世界卫生组织 2005 年的观点基本一致，即虽然传染性疾病、急性病以及其他意外仍然是导致人们死亡的重要原因，但慢性病已经成为人类健康的头号威胁；慢性病正快速成为中低收入国家和地区的主要健康问题（世界卫生组织，2006）。

作为最大的发展中国家，中国的统计数据印证了世界卫生组织的上述观点。2018 年国家卫生服务调查[2]显示，调查地区 15 岁及以上人群的慢性病患病率为 34.3%（城市为 33.5%、农村为 35.2%），与 2013 年的 24.5%（城市为 26.3%、农村为 22.7%）

---

[1]　《非传染性疾病》，世界卫生组织，http://www.who.int/zh/news-room/fact-sheets/detail/noncommunicable-diseases，最后访问日期：2018 年 11 月 3 日。

[2]　从 1993 年开始，每五年在全国范围内开展一次的国家卫生服务调查是我国规模最大的居民健康询问调查，是通过深入住户家中全面获取居民健康状况、卫生服务需求及利用信息的综合性调查。2018 年的调查数据为最新数据，涉及全国 31 个省、156 个县（市区）、752 个乡镇（街道）、1561 个行政村（居委会）、94076 户居民、256304 人。

相比，最近五年中国居民的慢性病患病率快速上升，且农村增速超过城市（国家卫生健康委统计信息中心，2021：2）。另外，《中国疾病预防控制工作进展（2015年）》报告显示，慢性病导致的死亡人数已占到全国总死亡人数的86.6%，导致的疾病负担占总疾病负担的近70%①。毋庸置疑，慢性病已经取代传染病，成为影响中国人生活质量和寿命的首要问题②。面对国人疾病谱的重大转变，在《"健康中国2030"规划纲要》的指导下，2017年国务院办公厅发布了《中国防治慢性病中长期规划（2017—2025年）》，进一步指明慢性病是严重威胁我国居民健康的一类疾病，已成为影响国家经济社会发展的重大公共卫生问题③。提高人民健康水平、加强慢性病的防治已经上升到国家战略层面。

上述统计数据实际上呈现了全球和中国"疾病谱"的重大转变。疾病谱（disease pattern）④是将疾病按其危害程度的大小而做出的排序。一些卫生统计数据和学术文献常将死亡率⑤作为排列疾病顺序（死亡疾病谱或死亡谱）的指标，以此判断何种疾病对人们的健康威胁最大（赵建华等，2003；Yang et al.，2013）。死亡无疑是对健康的最大威胁，然而将死亡率作为排列疾病顺序的指

---

① 《中国疾病预防控制工作进展（2015年）》，国家疾病预防控制局，http://www.nhfpc.gov.cn/jkj/s7915v/201504/d5f3f871e02e4d6e912def7ced719353.shtml，最后访问日期：2018年11月4日。

② 这并不是说传染病离我们远去。事实上，新冠肺炎疫情目前仍在全球肆虐。传染病尤其是人畜共患病不时地侵扰人们的生活，并给全球社会经济造成破坏性的结果。但与慢性病的长期性、持久性、高患病率相比，大部分传染病仍是时段性的、局部的侵扰。后文将专门比较传染病和慢性病。

③ 《中国防治慢性病中长期规划（2017—2025年）》，中华人民共和国中央人民政府，http://www.gov.cn/xinwen/2017-02/14/content_5167942.htm，最后访问日期：2018年11月4日。

④ 在医学领域，spectrum of disease（也常译为疾病谱）是指疾病从亚临床阶段向临床阶段转变的过程，疾病的过程最终以康复、残疾或死亡结束。详见美国疾病预防控制中心，2009：48。

⑤ 死亡率，又称粗死亡率，指某地区在一定时期内死亡个体数与该地区同期总人口数的比值。

标，容易将严重致命的疾病（如恶性肿瘤、烈性传染病等）摆在死因的首位，忽视了那些虽然不会快速致命，却广泛分布，给人们日常生活带来持久影响的疾病（如风湿病、高血压、糖尿病等）。故而本书将疾病谱界定为按患病率或发病率①的高低来排列的疾病顺序，其目的不在于展现哪些疾病更容易导致人们死亡，而是着眼于各种疾病的发生频率、疾病的种类及变动情况，从而有利于我们分析疾病的流行特点和风险因素，以获得居民的患病规律，为采取综合防治措施提供依据（王翔朴，2000：351）。

总体上看，有关疾病谱的研究主要存在于公共卫生和流行病学领域。其文献大体包括两个方面：一是仅仅将疾病谱及其变迁作为研究的背景，关注的重心是新型疾病谱下的疾病负担、医疗保障和防治策略等主题（Dans et al.，2011；Yang et al.，2011）；二是通过具体指标呈现某个国家、地区或者某个医院的疾病排序，然后讨论遗传、老龄化、污染、行为等不同风险因素对疾病谱转变的影响（Beaglehole et al.，2011；Wang et al.，2005）。国内有关疾病谱的研究倾向于将"中国"作为一个数据的整体，或是因为城市既有数据的完备性，将城市居民或城市医院的疾病谱作为考察的对象（王延中，2011；杜创、朱恒鹏，2016；吴章、布洛克，2016）。

上述研究的贡献在于让我们看到了疾病谱变迁对国家和社会各个层面的重大影响，以及影响疾病谱变迁的诸多风险因素。然而，一方面它们并没有将疾病谱形成的过程作为考察的核心，另一方面较少考虑到农村居民患病的特殊性和总体状况（郇建立，2014；方静文，2011）。这要求我们需要专门讨论中国农村疾病谱

---

① 患病率，是指某特定时间内总人口中某病新旧病例所占比例。与之相关的发病率则表示在一定期间内，一定人群中某病新病例出现的频率。对于病程较长且难以治愈的慢性病来说，患病率是测量疾病流行情况及对人们健康影响程度的一个有效指标。发病率可以表明新发生病例的情况。本书在统计慢性病时，主要用患病率指标；在统计传染病的流行趋势和变动情况时，主要用发病率指标。

的变迁规律。

中国的生命统计工作开展较晚，尽管在 19 世纪末，中国海关在编写《海关十年报告》中收集到上海等通商口岸中的人口和疾病数据，但范围十分有限，且大多只是零星记载，缺乏系统性。直到 20 世纪初，我国医学界和卫生部门才开始有系统的生命统计调查（张大庆，2006：39）。但这些调查主要集中在城市，数据主要来自城市的医院，聚焦城市人口的出生率、死亡率和死亡原因。对于近代中国总体的疾病状况，医学家李廷安先生（1935：13）曾总结说："我国幅员辽阔，地理气候不同，故除痨病、伤害、痢疾、天花普遍存在外，尚有因地而殊之地方病，其较为显著者有广东湖南等省之钩虫病、东南各省之疟疾、江浙两省之日本血吸虫、华北（山西尤甚）之白喉、河北江苏之黑热病，以及上海蒙古一带之花柳病。"总体上看，近代中国对人民健康危害最为严重的疾病是传染性疾病。对于上述部分疾病，在 20 世纪上半叶，相关部门曾有专门的调查，一些调查也集中在农村开展，但这些调查往往局限于单一疾病的发病情况，尚未涉及疾病谱的状态①。

（一）定县实验

20 世纪初期，有资料记载的农村卫生调查主要包括 1926 年贾达遂在河北遵化县开展的卫生调查和 1929 年上海卫生局在高桥区开展的卫生调查（李廷安，1935：97~99）。这两次调查主要集中于人口出生率、死亡率和死亡原因调查，尚未涉及以患病率或发病率为指标的乡村疾病谱状况。中国乡村建设运动中的定县卫生研究是新中国成立之前全面系统考察农村疾病谱的典范（景军，2018）。对这项研究做出最大贡献的两位学者是当年在清华大学社会学系任教的李景汉教授以及留美归国之后在北京协和医学院担

---

① 在血吸虫的防控方面，可参考王小军，2011。在麻风病的防控方面，可参考梁其姿，2013；刘绍华，2018。

任公共卫生学讲师的陈志潜先生。

　　李景汉在 1930 年领导的一次对定县中一区 5255 户家庭（共 30642 人）的人口调查中涉及卫生问题。当时该地区的疾病谱（前十位）排列情况见表 1-1。鉴于疾病调查的难度和当时调查技术的限制，这份数据不免有遗漏和重复登记的情况。然而，这次大规模的样本调查不仅为我们史无前例地呈现了 20 世纪初期华北农村居民的患病状态，也为我们初步窥见当时中国农村的疾病谱提供了可能的参考。统计数据显示，患病人数最多的疾病是消化系统疾病（如肠胃症），多为由饮用不洁净的水和食用不洁净的食物导致的病菌感染；其次为眼病，主要是沙眼。据当时平民教育促进会的医生估计，定县患有沙眼的人数占总人数的 60% 及以上，因沙眼容易导致人与人，尤其是家庭内成员的相互传染。另外，皮肤病（如疮伤、疹子）、呼吸系统疾病（如肺痨）、骨节炎、喉症、抽风和其他传染病（如疟疾）等也困扰着当地村民。

表 1-1　20 世纪初期河北定县中一区 30642 人的疾病谱（前十位）

排序	疾病类别	患病人数	患病率（‰）
1	肠胃症（泻肚、痢疾、肠热症等）	304	9.92
2	眼病（主要是沙眼）	200	6.53
3	疮伤	116	3.79
4	呼吸病	78	2.55
5	肺痨	67	2.19
6	喉症	57	1.86
7	骨节炎	41	1.34
8	抽风	39	1.27
9	疹子	38	1.24
10	疟疾	26	0.85

资料来源：李景汉，2005：274~275。

　　很明显，在上述疾病清单中，多数疾病是由公共卫生（包括个人卫生）的缺失导致的病菌感染和传播，这是陈志潜在定县开展公共卫生实验的现实背景。为保证其所主导的卫生实验是建立在科学调查基础上的改革尝试，1932 年陈志潜亲自领导了一个样本量为 4.5 万的调查。调查结果显示，人口的粗出生率和死亡率分别为 40.1‰和 32.1‰，婴儿死亡率为 199‰（陈志潜，1998：83）。到 1934 年，实验区建立了村保健员、区保健所和县保健院三级卫生服务机构，这为卫生数据的登记和收集提供了保障。在实验区 103087 的人中，婴儿死亡率为 185.2‰，5 岁以下人口占全部死亡人口的 44.5%，其中痢疾的死亡率为 2.3‰，猩红热、肺结核、新生儿破伤风与黑热病的死亡率分别为每 10 万人 653、178、73、42（陈志潜，1998：97）。虽然这个调查的指标在于死亡率而非患病率，但足以让陈志潜断定，他们首要的责任是预防感染性疾病与传染病。

为此，陈志潜将他的卫生实验的重点放在改善当地的公共卫生条件和保障母婴安全上，具体包括饮水消毒、种痘、改厕改井、卫生宣传、训练旧式接生员、培养助产士等。由于 1937 年抗日战争全面爆发，乡村建设运动以及卫生实验戛然而止。我们对乡村卫生实验当时的开展效果不得而知，然而，陈志潜的卫生实验及其建立起来的卫生防疫体系为新中国的公共卫生模式提供了一个具有启发意义的范例。定县的数据虽然只是华北一个县域的数据，但大致可以说明当时中国农村的情况：传染病严重威胁着人们尤其是母婴的健康和生命安全。

（二）新中国的卫生防疫与传染病问题

1949 年 11 月 1 日，中央人民政府卫生部正式成立[①]，这标志着作为新中国国家层面的卫生专门机构的建立。在 1950 年和 1952 年召开的第一届和第二届全国卫生会议上，国家确定了卫生工作的四大原则：面向工农兵、预防为主、团结中西医、卫生工作与

---

① 1954 年改为中华人民共和国卫生部。

群众运动相结合。这四项原则成为指导当时乃至当下中国卫生工作的基本准则。在上述原则的指导下，卫生部牵头的一系列国家层面的、面向人民群众的防疫措施得以展开。

这些措施包括：1950年1月，卫生部决定在城市大力推广卡介苗接种工作，以预防结核病；1950年下半年，卫生部颁布《种痘暂行办法》，规定全国人民普遍种痘，以预防和消灭天花；1953年在全国范围内建立卫生防疫站（现在的疾控中心）；1955年卫生部发布《传染病管理办法》；1956年国家建设委员会、卫生部审查批准《饮用水水质标准》；1957年国务院发出《关于消灭血吸虫病的指示》；1959年卫生部和建筑工程部联合发布《生活饮用水卫生规程》；20世纪60年代，血吸虫病防治所、疟疾防治所、结核病防治所等一系列专科疾病的防治机构在全国主要发病区域建立起来；等等。

与一些具体措施相对应的是，从1952年起在全国掀起声势浩大的爱国卫生运动。在"动员起来，讲究卫生，减少疾病，提高健康水平，粉碎敌人的细菌战争"的号召下，诸如"除四害"和"两管五改"（管水、管粪、改井、改厕、改炉灶、改牲畜圈棚、改室内外卫生）活动得以在城乡展开。爱国卫生运动虽肇始于"粉碎敌人的细菌战争"，激发民族情感，或者说它虽然出于国家的政治和军事目的，却有意无意地将卫生深入人们的日常生活和实践中，从而具有健康保健的现实意义。1965年毛泽东主席发出"把医疗卫生工作重点放到农村去"的指示，赤脚医生制度作为一项创造性制度应运而生，为改变农村缺医少药的局面，对国家具体防疫措施在农村的落实做出了具有历史意义的贡献（吴章、布洛克，2016：283~298）。

由于缺乏农村传染病长时段的数据，我无法绘制出农村传染病发病情况的数据图。通过全国甲、乙类传染病[①]发病率的变迁过

---

① 《中华人民共和国传染病防治法》（2013）将传染病分为甲、乙、丙三类。其中，甲类传染病包括鼠疫和霍乱，乙类传染病包括传染性非典型肺炎、艾滋病等疾病，丙类传染病包括流行性感冒、麻风病等疾病。

程可以看出，新中国成立初期，我国每年新增的传染病感染人数持续上升，导致传染病的发病率居高不下，到 1970 年达到顶峰（7061.86/10 万）（见图 1-1）。从 20 世纪 70 年代末开始，传染病的发病率开始快速回落，到 2017 年发病率为 222.06/10 万。中国的大部分人口仍然集中在农村，所以依据全国的数据及下文 20 世纪 80 年代后国家卫生服务调查的农村部分情况，我们依然可以初步断定，中国农村传染病的发病情况与全国基本一致。传染病在 20 世纪 90 年代后逐步让位于慢性病，不再构成人们患病的前几位疾病类型。

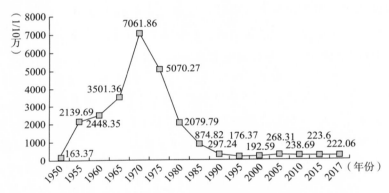

图 1-1 中国甲、乙类传染病发病率的变化（1950～2017 年）

资料来源：国家卫生健康委员会，2018：253。

（三）改革开放后的农村卫生调查：1985～2018 年

全国农村卫生服务调查始于 1985 年。这次调查首次将农村人口的常见病（两周内主要疾病）患病率、慢性病患病率纳入调查的框架之内。而后，从 1993 年开始，国家每五年在全国范围内开展一次规模较大的、全面的居民健康调查，为城乡居民健康状况的比较提供了可能。

表 1-2 和表 1-3 综合了 1985～2018 年中国农村居民常见病（两周内疾病）患病率和慢性病患病率的情况。从中可以看出，在

20 世纪 80 年代初期，农村居民主要的疾病构成为感冒、肠胃炎、痢疾、慢性支气管炎、外伤和关节炎。与 20 世纪初期华北农村（定县）的疾病谱相比，呼吸系统疾病（慢性支气管炎）和运动系统疾病（关节炎）依然威胁着农村居民的健康。变化的是，过去的鼠疫、霍乱等烈性传染病几乎全部被消灭，曾经感染率极高的沙眼已难寻踪迹，仅有痢疾作为轻微的传染病尚存于人们的日常疾病中。到 20 世纪 90 年代初期，在农村居民的前六种常见病中，除流行性感冒（具有传染性）外，其他皆为一般性的急慢性疾病，如鼻咽炎、胃肠炎、气管炎和关节炎。从 20 世纪 90 年代末开始，农村居民的高血压、糖尿病、心脏病、脑血管病等慢性病患病率逐渐上升，连同急性上呼吸道感染、急慢性胃肠炎和其他慢性病（如椎间盘疾病、类风湿性关节炎）一起构成了主要的疾病类别。

表 1-2　1985~2018 年农村居民常见病（两周内疾病）患病率

单位：‰

排序	1985 年	1993 年	1998 年	2003 年	2008 年	2013 年	2018 年
1	感冒 18.40	急性鼻咽炎 35.29	急性鼻咽炎 41.73	急性上呼吸道感染 47.5	急性上呼吸道感染 40.6	高血压 75.8	高血压 102.0
2	肠胃炎 8.30	流行性感冒 13.95	流行性感冒 14.70	急性胃炎 11.3	高血压 20.9	急性上呼吸道感染 33.6	普通感冒 56.0
3	痢疾 5.80	急慢性胃肠炎 11.91	急慢性胃肠炎 11.64	高血压 8.4	急性胃炎 15.4	糖尿病 14.8	糖尿病 25.0
4	慢性支气管炎 2.20	扁桃体气管炎 4.72	风湿性关节炎 5.23	损伤与中毒 6.3	类风湿性关节炎 8.6	急性胃炎 8.6	急/慢性胃肠炎 20.0
5	外伤 2.00	慢性支气管炎 4.26	扁桃体气管炎 4.19	泌尿生殖疾病 5.5	心脏病 7.2	心脏病 7.7	椎间盘疾病 17.0

续表

排序	1985 年	1993 年	1998 年	2003 年	2008 年	2013 年	2018 年
6	关节炎 2.00	风湿性 关节炎 4.19	高血压 3.64	心脏病 4.6	泌尿生殖 疾病 6.9	脑血管病 5.9	脑血管病 15.0

注：2018 年的《全国第六次卫生服务统计调查报告》的患病率均以％为单位计算，为便于比较，这里我均以‰为单位计算；不同年度的统计年鉴或报告使用的名称略有差异。

资料来源：1985 年的数据来自《中国卫生年鉴》编辑委员会，1987；1993～2013 年的数据来自国家卫生健康委员会（原卫生部）：《国家卫生服务调查分析报告》，http://www.moh.gov.cn/mohwsbwstjxxzx/s8211/201610/9f109ff40e9346fca76dd82cecf419ce.shtml，最后访问日期：2018 年 12 月 6 日；2018 年的数据来自国家卫生健康委统计信息中心，2021。

表 1-3　1985～2018 年农村居民慢性病患病率

单位：‰

排序	1985 年	1993 年	1998 年	2003 年	2008 年	2013 年	2018 年
1	慢性支气管炎 11.44	慢性胃肠炎 16.3	慢性胃肠炎 11.97	高血压 16.4	高血压 38.5	高血压 123.1	高血压 173.0
2	关节炎 8.34	风湿性关节炎 13.2	类风湿性关节炎 9.76	胃肠炎 10.5	胃肠炎 11.7	糖尿病 21.3	糖尿病 39.0
3	胃肠炎 5.27	慢性支气管炎 13.1	慢性支气管炎 8.81	类风湿关节炎 8.7	类风湿性关节炎 11.3	椎间盘疾病 16.1	椎间盘疾病 37.0
4	高血压 4.80	高血压 5.9	高血压 7.01	慢性阻塞性肺病 7.3	椎间盘疾病 9.3	胃肠炎 13.2	脑血管病 27.0
5	消化道溃疡 3.43	消化性溃疡 5.5	消化性溃疡 3.60	胆结石胆囊炎 4.7	慢性阻塞性肺病 8.5	脑血管病 12.3	慢性肠胃炎 24.0
6	心脏病 3.15	胆结石胆囊炎 3.2	胆结石胆囊炎 3.57	脑血管病 4.7	脑血管病 8.3	类风湿关节炎 11.4	缺血性心脏病 17.0

注：2018 年的《全国第六次卫生服务统计调查报告》的患病率均以％为单位计算，为便于比较，这里我均以‰为单位计算；不同年度的统计年鉴或报告使用的名称略有差异。

续表

资料来源：1985 年的数据来自《中国卫生年鉴》编辑委员会，1987；1993～2013 年的数据来自国家卫生健康委员会（原卫生部）：《国家卫生服务调查分析报告》，http：// www. moh. gov. cn/mohwsbwstjxxzx/s8211/201610/9f109ff40e9346fca76dd82cecf419ce. shtml，最后访问日期：2018 年 12 月 6 日；2018 年的数据来自国家卫生健康委统计信息中心，2021。

　　表 1 - 2 和表 1 - 3 的一个共同特点是，高血压在过去的 30 余年里成为农村居民的首位疾病。2018 年，农村居民的高血压患病率高达 173.0‰。这意味着每十位村民中，大概有两位高血压患者；每十位老年人中，有近四位患高血压（见表 1 - 4）。如果把城市居民和农村居民高血压患病率做比较则可以发现（见图 1 - 2），城乡居民高血压的患病率在 20 世纪 80 年代初至 90 年代末，变化幅度较小，进入 2000 年后，患病率快速增长。在过去的 30 余年里，城市居民高血压的患病率增长了 4.2 倍，而农村则增长了 35 倍。农村居民高血压的患病率渐渐接近城市居民高血压的患病率。

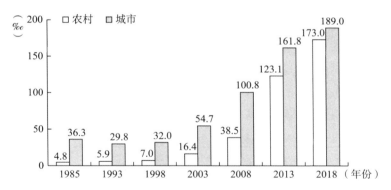

图 1 - 2　1985～2018 年城乡居民的高血压患病率

注：2018 年的《全国第六次卫生服务统计调查报告》的患病率均以% 为单位计算，为便于比较，这里我均以‰为单位计算。

资料来源：1985 年的数据来自《中国卫生年鉴》编辑委员会，1987；1993～2013 年的数据来自国家卫生健康委员会（原卫生部）：《国家卫生服务调查分析报告》，http：//www. moh. gov. cn/mohwsbwstjxxzx/s8211/201610/9f 109ff40e9346fca76dd82cecf419ce. shtml，最后访问日期：2018 年 12 月 6 日；2018 年的数据来自国家卫生健康委统计信息中心，2021。

历年卫生统计数据显示，慢性病的患病状态有年轻化的趋势，但总体上看，随着年龄的增长，60 岁及以上的老年人罹患慢性病的概率要大于年轻人。如果比较城乡老年人慢性病的患病情况就会发现，高血压、糖尿病、脑血管病、缺血性心脏病、椎间盘疾病等成为城乡老年人的共同威胁（见表 1 - 4）。城市老年人高血压、糖尿病、缺血性心脏病的患病率高于农村老年人，而农村老年人的脑血管病、椎间盘疾病的患病率则高于城市老年人。

表 1 - 4　2018 年城乡 60 岁及以上老年人慢性病患病率及构成

单位：%

排序	城市			农村		
	疾病名称	患病率	构成	疾病名称	患病率	构成
1	高血压	39.2	40.7	高血压	34.1	38.7
2	糖尿病	13.5	14.0	糖尿病	7.2	8.1
3	缺血性心脏病	5.0	5.2	脑血管病	6.2	7.0
4	脑血管病	4.7	4.8	椎间盘疾病	5.0	5.7
5	椎间盘疾病	3.5	3.7	缺血性心脏病	3.8	4.3
6	慢性阻塞性肺疾病	2.5	2.6	慢性阻塞性肺疾病	3.4	3.9
7	急/慢性胃肠炎	2.4	2.5	急/慢性胃肠炎	3.0	3.4
8	类风湿性关节炎	1.6	1.6	类风湿性关节炎	2.7	3.1
9	前列腺增生/炎症	1.2	1.2	胆结石症/胆囊炎	1.3	1.5
10	胆结石症/胆囊炎	1.1	1.1	前列腺增生/炎症	1.2	1.3

资料来源：国家卫生健康委统计信息中心，2021：125。

综上所述，在近一百年的时间里，中国农村疾病谱的变迁表现出以下特征。

第一，20 世纪初期，农村的疾病谱中，传染病（如沙眼、疟疾、肺痨）、消化系统疾病（如肠胃症）、呼吸系统疾病（如呼吸病）和运动系统疾病（如骨节炎）占据了人们疾病谱的主体部分。河北定县农村疾病谱的数据为我们窥见这一患病状况提供了可能。

第二，新中国成立后的数据表明，在一系列干预措施下，传染病的发病率在 20 世纪 70 年末开始下滑，传染病逐渐在疾病谱中占较小比重，慢性病成为中国主要的公共健康和个人健康问题。这在农村也不例外。

第三，20 世纪 90 年代，尤其是 21 世纪以来，虽然城市居民慢性病的患病率仍然高于农村居民，但城市居民慢性病的患病率趋于平缓，农村居民慢性病的患病率快速上升，并渐渐接近城市，以高血压、糖尿病、椎间盘疾病、脑血管病为代表的慢性病已经成为困扰农村居民的主要健康问题。

第四，与 20 世纪初期影响农村居民的疾病相比，消化系统疾病（如胃肠炎）、呼吸系统疾病（如慢性阻塞性肺疾病）和运动系统疾病（如关节炎）依旧影响着农村居民尤其是农村老年人的生活质量。

二　文献述评

（一）人类学研究慢性病的几大视角

慢性病在全球范围内蔓延，引起了生物医学家、公共卫生学家的研究兴趣，他们关注疾病发生的生物原因、流行分布，提出了一系列基于病人身体管理的治疗措施。但慢性病侵扰的不仅仅是一个生物学身体，还必然引起个人、家庭和其他社会关系的不安，而病患的意义也与特定的社会文化背景和个人的价值观紧密地联系在一起（图姆斯，2000）。这为人类学介入慢性病的研究提供了可能。诸多学者对癌症、脑卒中、高血压、糖尿病等慢性病展开了富有洞见的人类学研究。在不同的慢性疾病上，虽然分析的角度和研究方法略有差异，但从总体上看，既有文献显示出人类学分析慢性病有五大视角。

第一，慢性病与生物 - 社会文化的整体性解释。这些研究从宏观的、历史变迁的角度解释了慢性病作为"现代性疾病"的根源。我们的文化，尤其是物质摄取，在工业革命后产生了数量上和质量上的飞跃，造就了现代生活方式（缺乏运动、营养过剩、高糖饮食等），但人们的基因水平没有相应地适应过来，从而导致慢性退行性疾病的发生。不发达国家或发展中国家（及乡村）之所以成为这些疾病的发生地，是因为这里的人们快速接受了现代生活方式。这类研究指出，慢性病的出现和传播是文化涵化的结果，是生物 - 社会文化不匹配的必然产物（Ferzacca，2012；Eaton，1977；Szathmary & Ferrell，1990）。

第二，慢性病与家庭照护。慢性病人生活方式的改变，仅仅依靠自身是困难的，家庭的参与必不可少。家庭能起作用，是因为家庭成员可以在情感上、认知上和行为上影响慢性病人，从而加强他们自我管理技术的实施，但也可能演变成为一种微妙的家庭政治（Armour et al.，2005；Sudhir et al.，2003；郇建立，2013）。摩尔（2018：12）在对选择的逻辑和照护的逻辑进行比较时，以糖尿病（人）为例，强调照护不是控制，更不是压迫，它不苛求全盘掌控，而是"去做可以做的"。在照护的逻辑里，病人并不是目标群体，而是整个照护团队的关键成员。凯博文（2020）以自身的照护经历为例，富有洞见地提出照护①意味着在场（at present），它是某种人性的胶水，将我们的家庭、社区、社会紧紧

---

① 最近十年，照护（care 或 caregiving）在凯博文和其他学者的推动下，成为医学人类学尤其是医学人文的一个热门主题。2016 年，社会学家 Iain Wilkinson 和凯博文合作的著作《对社会的热情：我们如何思考人类的苦难》（*A Passion for Society：How We Think About Human Suffering*）的出版使照护主题理论化。两位作者致力于打造社会科学新的可能（或者是回到社会科学的原初目的），那就是我们不仅要研究社会，而且要回应社会的苦难。照护的实践，不仅让我们获得社会理解和社会意识，而且是我们对人类苦难回应的可选途径。通过追溯苦难和社会科学的发端，他们认为，社会科学的起源本身就存在于工业化的大背景以及人道主义兴起的时代。同情和道德情感本身就嵌入在社会科学的内在属性中。两位作者倡导我们必须在社会科学中发展出一种照护的视角。社会科学的价值应该寻求对社会照护实际行动的参与，通过对他人的照护，让我们更为深切地理解社会生活是如何可能和维系的，以及对他人来说什么才是至关重要的。2019 年，凯博文以个人的成长和照护患阿尔茨海默病妻子十（转下页注）

地黏合在一起。同时，照护是道德体验的一个基本组成部分，是人之所以能够成为一个"完整的人"的存在性行动。

第三，慢性病、地方性知识与多元医疗。慢性病是一种全球性疾病。在不同地域，人们对其的解释、治疗方式乃至治疗目标都表现出极大的不同和文化上的差异。比如，墨尔本的原住民认为，2 型糖尿病是生命失去平衡的结果，即生命与土地和亲属失去或断开联系，以及生命对过去、现在和将来失去了控制力（Thompson & Gifford，2000）。我国一些乡村，尤其是民族地区的乡村，依然保持着对慢性疾病特有的文化解释，存在具有多样性的求医问药策略和多元医疗体系（程瑜、黄韵诗，2014；刘宏涛，2013；余成普，2019a）。

第四，慢性病与医患认知差异。借助凯博文（Kleinman，1980）的解释模型（explanatory models）理论，以及基于对疾病（disease）和病痛（illness）的区分，一些学者认为病人的不依从性（不遵照医嘱）问题源于医生和病人对疾病的理解具有不同的框架或解释模型，表现在病因学、症状、影响因素、理想状态、对未来的憧憬、管理的目标、策略、评估标准等各个方面。前者的知识体系来自长期的医学训练，而后者有关疾病的认知则源于日常生活。分析医患之间的认知差异，有利于对慢性病人的有效管理（Loewe & Freeman，2000；Hunt & Arar，2001；Ferzacca，2000；Mercado-Martinez & Ramos-Herrera，2002）。

第五，慢性病的政治经济学批判。慢性病既是社会苦难的表达，也是社会苦难的产物。虽然发达国家和地区比不发达国家和地区慢性病的患病率要高很多，但发达国家和地区的穷人不成比

（接上页注①）年的经历为基础，写就极富感染力的、具有自传意义和理论意义的新著"*The Soul of Care: The Moral Education of a Husband and a Doctor*"（中译本为《照护：哈佛医师和阿尔茨海默病妻子的十年》，将照护这一主题推向高峰，参见 Wilkinson & Kleinman，2016；凯博文，2020。

例地被这些疾病困扰。这种视角建议我们更多地将注意力放在那些政治经济学的（如殖民主义和不平等的力量）、社会的和文化的力量上，它通过个人的经历、行为和信念调节着生物性的指标（Scheder，1988；Rock，2003；Mendenhall et al.，2010）。

以上，我简要地勾勒了人类学看待慢性病的一般视角。为了更好地理解人类学在慢性病研究上的洞见，接下来，我以糖尿病（人）为例，更为细致地展现人类学在糖尿病（人）研究上的分析路径。

按照世界卫生组织对糖尿病的类型划分，糖尿病主要包括：1型糖尿病，多见于儿童与青少年，患者胰岛素绝对缺乏，需要终身注射胰岛素；2型糖尿病，以中老年人群为主，患者需要补充胰岛素或者服用降糖药，甚至通过调整生活方式来改善患病状态；其他类型糖尿病。国际糖尿病联盟（IDF）发布的《糖尿病地图》（第七版）公布的数据显示，2015年全球20岁到79岁人群糖尿病患者（大多为2型）约4.15亿人，中国此年龄段糖尿病患者约为1.1亿人，中国已经成为第一大糖尿病国家[1]。中国各类型糖尿病人数的比例大致为：2型占93.7%，1型占5.6%，其他类型占0.7%（许曼音，2010：60）。这里我们主要讨论2型糖尿病[2]。

流行病学数据显示，发达国家（地区）的原住民容易受到糖尿病的侵害。比如，糖尿病在北美的总患病率为3%~8%，但印第安人分支的比马族（Pima）和哈瓦苏派部落人群（Havasupai）的糖尿病患病率接近50%（Benyshek et al.，2001：42）。鉴于原住民不成比例地被糖尿病所困扰，一些学者在分析殖民主义统治、人口贫困、社会不平等因素之后断言，糖尿病不可能单独植根于病理学和个人责任之中，从根本上来说，它是社会苦难的产物（Mendenhall et al.，2010）。

---

[1] IDF, *Diabetes Atlas* (7th edition)，2015，详见国际糖尿病联盟官网：diabetesatlas. org/at/as/seventh-edition，最后访问日期：2016年5月14日。

[2] 有关1型糖尿病的人类学研究，参见余成普等，2016a。

反观历史，糖尿病作为疾病名称被提出不过 300 年，但类似症状早在公元前 1550 年就有记载。考古学家在埃及法老王雅赫摩斯一世时期的墓群里发现的一张莎草纸抄本，里面记载了一种"多尿"贵族病（陈东方，2007）。《黄帝内经·素问·奇病论》关于"消渴"的记载如下："此肥美之所发也，此人必数食甘美多肥也，肥者令人内热，甘者令人中满，故其气上溢，转为消渴。"（转引自许曼音，2010：3）可见，当其他社会阶层还被食物短缺所威胁并遭遇营养不良时，古代的富裕阶层却因为饮食的甘美多肥而处于糖尿病及其他慢性病的风险之下。这似乎显示糖尿病不是苦难的产物，而是甜蜜的代价。

糖尿病是"富贵病"还是"穷苦病"？它偏爱某个群体还是广泛存在于各个群体之中？到底是哪些因素导致糖尿病的发生？这些问题必然促使我们聚焦有关糖尿病的解释模式和路径。糖尿病的生物性毋庸置疑，但糖尿病在人群中的不均衡分布似乎暗示，它的发生可能超越生物学事实。然而，上述"苦难的产物"和"甜蜜的代价"的解释本身发生了矛盾。人类学的解释可能超越糖尿病的生物局限性，也可能化解这种解释的矛盾。

首先我们看生物学的基因假设。糖尿病的类似症状（多尿症、消渴症等）早为人类所发现，但直到 19 世纪末，科学家才发现糖尿病的真正发病机理（胰腺及其功能缺陷问题）。有关糖尿病的探索没有到此为止，针对不同族群以及人类在不同时期糖尿病患病率的差异，一些科学家进行了富有意义的探索。遗传学家 Neel（1962）首先提出了糖尿病的"节俭基因"（thrifty-gene）假设。这一假设认为，在采集狩猎时期，食物不能长期保存，供应也具有不确定性，这样那些能最大限度地有效利用食物的人群方能继续生存，即那些能够在食物丰富的时候将食物大量摄取并储藏于体内的人群，在食物不足的时候才能存活。经过基因的反复选择后，能够生存的人群具有了"节俭基因"。但当食物不再短缺，变得稳定且异常丰富，尤其是我们的饮食模式转变为以碳水化合物（又称"糖类化合物"）为主导时，那些已经逐步形成"节俭基因"的人群就很容易肥胖[①]，从而增加患糖尿病的风险。

　　Neel 提出的这一假设具有广泛的影响，其影响力至今犹存。在此之后，一些学者针对他所提出的基因假设做了修订和补充。比如，Szathmary & Ferrell（1990）虽同意 Neel 的进化假定，但他们更强调身体的代谢过程（如肝脏对脂肪和其他物质的转化能力），而非脂肪的储藏。一些学者沿着基因适应性的路径提出，人类的基因变化相当缓慢，但社会的变化急剧使基因已经无法适应社会环境。也就是说，我们的基因甚少改变，但我们的文化在过去成百上千年里，特别是工业革命后，发生了翻天覆地的变化，尤其是过量饮食、缺乏运动以及其他生活方式的变迁，都对身体尤其是胰腺功能造成过度刺激和持续消耗，形成所谓"文明化的疾病"（Swedlund，1997）。

　　针对某些人群糖尿病患病率异常显著的现象，Weiss 等（1984）提出"基因易感性"（genetic susceptibility）假设。比如，拉美裔美国人受 2 型糖尿病的影响严重，其中 19 岁以上的墨西哥裔移民中糖尿病的患病率为 10%（Harris et al.，1998）。一项对居住在美国埃尔帕索县 882 名成人的研究也显示，16.5% 的拉美裔被确诊患有 2 型糖尿病（Poss & Jezewski，2002）。这一假设认为，一些人群

---

① 研究指出，90% 的 2 型糖尿病可能归因于超重。在过去的几十年，在发展中国家，肥胖和超重的糖尿病患者与体重不足、营养不良相关疾病的患者同步快速增长。世界上贫穷的国家，如人均 GNP（国民生产总值）少于每年 800 美元的国家，更多产生与体重不足和营养不良相关的疾病，而人均 GNP 达 3000 美元的中等收入国家，却面临着肥胖的风险，详见 Hossain et al.，2007。肥胖和超重经常用身体质量指数（BMI，体重公斤数除以身高米数平方得出的数字）衡量，它反映了身体的能量储藏情况。当 BMI 在 18.5～25 时为正常范围，25～30 为超重，而大于 30 则为肥胖。当 BMI 低于正常范围时，往往与营养不良和传染性疾病有关，而当 BMI 大于正常范围时，则可能预示着慢性疾病的发生。但这个标准在不同人群中存在差异，比如，相对于欧洲人而言，亚洲人的 BMI 较低时也与慢性病发病率相关。有关肥胖的人类学研究可以参考 Ulijaszek & Lofink，2006。

比其他人群更易发生糖尿病，是由于前者本身基因脆弱。与 Neel 的带有进化色彩的假设不同，"基因易感性"假设是在共时的基础上凸显了某些"种族"的劣势。然而，糖尿病在世界范围内的广泛流行使"基因易感性"假设受到挑战，"糖尿病无边界"的现状也让种族的解释路径显得乏力。

1992 年，有学者通过实验提出"节俭表型"①（thrifty phenotype）假设（Hales et al.，1992）。这一假设从 Neel 的进化取向的基因适应性假设转向胎儿的微观生存环境上，认为胎儿在子宫内的营养不良将导致他们容易在成人后患 2 型糖尿病及其他慢性病。医学界已有报告表明胎儿体重不足与成人后糖尿病发生之间的关系，而体重不足其实是胎儿在子宫中没有获得足够营养后的妥协反应（Benyshek et al.，2001）。进一步的研究表明，胎儿在子宫内的营养不良，不仅导致胎儿的低体重，也容易导致胎儿胰腺和肝功能的结构性改变，而这些对胰岛素的分泌和葡萄糖的耐受性至关重要（Hales et al.，1992）。而且，葡萄糖耐受不良的妇女在怀孕期间的子宫环境，会使胎儿成年后患糖尿病的风险成倍增加。

---

① 有关基因与环境之间关系的讨论，是表观遗传学（epigenetics）研究的重心。20 世纪，生物学已经从有机体水平走向分子水平，试图通过基因项目揭开人类变异的神秘面纱。基因决定论者宣称基因造就了生命本身，也是我之所以为我的根本。在这一导向下，生物学者沿着还原主义的路径，乐此不疲地寻找各种疾病尤其是慢性非传染性疾病的发生原因。一系列令人振奋的疾病基因得以发现，如阿尔茨海默病基因、糖尿病基因、鼻咽癌基因等不断地出现在学术期刊和媒体的报道中。实际上，没有哪一项基因检测和筛查能代表疾病本身，它只是预测疾病的风险，或者说它代表的是疾病的统计学概率，基因甚少单独成为个人未来的可靠指引者。以阿尔茨海默病为例，虽然生物医学家宣称发现了 APOEε4 基因，但是这个基因的功能是变动的，它的效果经常因为其他基因以及环境的影响而发生变化。这导致阿尔茨海默病仍然是一个尚未确定的疾病，也没有有效的治疗办法。基因解释虽然强化了健康和疾病的个体化路径，但忽视了环境等其他因素的影响，它没法解释某些表型变异的类型，比如为什么从总体上看现在的成年人比 20 世纪我们的祖先更高？为什么有相似基因（比如 APOEε4），有些人患病了，而有些人却没有？这些问题引起了生物学在 20 世纪 80 年代范式的转变，即从单纯的基因决定论走向表观遗传学，从单纯的分子研究转向将人的身体定位于个人、家庭、社区、生态环境等具体情境中。（转下页注）

这就解释了虽然后代不再经历食物短缺，但是糖尿病仍然会传递给下一代的原因。这并不只是强调母亲对子女的影响，其实父亲患糖尿病同样可能传递给子女，只不过后者的影响较前者小而已（Benyshek et al.，2001）。可以想象，如果糖尿病的胎儿起源假设得到证实的话，那么将对糖尿病的干预产生深远影响。到目前为止，有关糖尿病的生物学致因，依然是诸多科学家孜孜不倦探索的领域。

然而，仔细分析上述有关基因的诸多假设就会发现，这些研究者在强调基因的同时，实际上表明了外在环境和内在环境（如胎儿在子宫内的营养不良）对基因的影响。也就是说，虽然在糖尿病的解释上，人类的生物性起到直接作用，但它的出现和传播也是社会文化影响的结果，或者说是环境改变和我们身体的适应性之间关系的反映。从这个视角看，文化变迁是糖尿病高发不可忽略的原因。这正是人类学经常强调的涵化（acculturation）的意

（接上页注①）与基因研究强调基因的序列不同，表观遗传学试图发现人们DNA的化学变异是如何关联到基因表达的，它关心在相似的基因情况下变异是如何发生和在代际传递的。表观遗传学研究发现，生物体因环境（微观的身体内环境和外在的环境）的影响而发生持续的内在改变和外在改变，这种改变可能从个人处于胚胎那一刻起，贯穿人的一生，并在代际传递。这样，表观遗传学创造了一个动态的、流动的图景，它承认身体内在的不稳定，要求我们在具体的时空情境下重新定位身体。这不仅对人口、健康和疾病研究具有深远意义，而且打破了基因决定论的主导范式，部分地撼动了生物学的原有格局。这实际要求我们承认和进一步探究物质身体是如何被内外环境所刺激并发生持续改变的，这与医学人类学倡导的地方生物学（local biologies）和具身化（embodiment）的主张不谋而合。对于人类学家来说，表观遗传学真正引起他们兴趣的是所谓环境表观遗传学（environmental epigenetics），即探讨环境暴露、营养不良、药物滥用等环境因素与身体之间的微妙关系。与基因决定论不同，它将身体与环境同时纳入思考的范畴。不仅个人出生即来的基因，而且他或她的生长环境，对预测个人的健康和疾病风险具有特别重要的意义。表观遗传学强烈建议结束生物学与社会科学长期分割的局面，因为它既需要人类学、社会学及相关学科对人的生存环境的揭示，也需要遗传学对基因转变和表达的研究，以此超越所谓的"先天－后天"论之争。有关这方面的讨论详见余成普，2016a。

义，它揭示了某种文化在与另一种文化接触之后所产生的变化。在基因假设中，文化隐含在人类物种的进化过程中，而在涵化视角下，文化则是指特定的、地方化的、情境的、群体的以及群体之中和群体之间的关系。

判断涵化对糖尿病的影响其实相当困难，因为缺乏长时段的糖尿病人群的数据（包括生物指标、生活方式指标等），也难以完成较好的控制性实验，且不同时期、不同地域糖尿病的判断标准有异，使纵向的历史比较和横向的区域比较容易变成臆测或过度解释。因而，以下两个案例显得尤为珍贵。

第一个案例是上文提及的比马印第安人的比较研究，它说明了生活方式变迁对糖尿病的重要影响。美国亚利桑那州的比马印第安人的糖尿病患病率高达50%，而居住在墨西哥北部的比马印第安人的后裔，则甚少发现糖尿病患者。这在较大程度上排除了上述"基因易感性"假设，让学者们专注他们生存的外在环境。比马人以前多为从事体力劳动的人群，随着美国经济的迅速发展，体力劳动已经大大减少，很多比马人进入了超重和肥胖的行列。而墨西哥的比马人则一直生活在穷乡僻壤，从事农业劳动，体力活动的强度很大（Benyshek et al.，2001；许曼音，2010）。这种带有准实验性质的人群观察，对判断外在环境对糖尿病的影响具有较强的解释力。

第二个是对中国大庆患者的长期观察和干预的案例。20世纪60年代起，中国对大庆油田的开采，让这里的人们先富了起来。生活水平的提高，也让当地的肥胖人数增多。1986年，大庆市糖尿病预防研究课题组发起了糖尿病的筛查和干预工作。从大庆33家诊所筛查的577例糖耐量受损患者（其血糖介于正常人血糖值与糖尿病患者血糖值之间的一种状态，尚未定性为糖尿病患者）被随机纳入了研究，分别进入控制组和干预组（接受饮食、运动等干预）。积极的干预从1986年一直持续到1992年，共六年时间。评估发现，与控制组相比，这些参与综合性生活方式干预的群体在干预期内糖尿病的发生率降低了51%；在20年的随访中，与控制组相比，其发生率降低了43%。这说明，六年的生活方式干预可以预防和延迟糖尿病的发生，并具有持续效果。这个干预的例子强有力地表明，生活方式的调整与糖尿病发生率之间确实存在高度的关联性（Li et al.，2008）。

我们继续刚才所言的比马印第安人案例。假如我们考察比马印第安人被殖民的历史就会发现，他们糖尿病的高发从当下看是生活方式转变的结果，但从根本上说是历史苦难的产物。

美国亚利桑那州原为印第安人的居住地，16世纪中期西班牙人率先到达，使其沦为殖民地。19世纪初这里又被墨西哥人统治，到1912年才正式成为美国的一个州，其间经历了政治经济的破坏以及社会生活的急剧变迁。其实在1870年之前，这里的比马印第安人在希拉河畔（Gila River）从事着园艺灌溉工作，冬天种植小麦，夏天种植玉米、豆类、南瓜等，他们也会捕鱼、狩猎、采集野生植物和圈养家畜。这一切似乎悠然自得。但1870年希拉河出现严重干旱，加之一些墨西哥裔美国人争夺水源，让比马印第安人的生产生活每况愈下，人们食不果腹，一些牛群也不得不被变卖。一些比马印第安人开始放弃先前的生计模式，转向其他有收入的工作。一直到20世纪中期之后，比马印第安人才逐渐摆脱糟糕的贫困状态。随之而来的是饮食的变迁，从原先的玉米、小麦、豆类、瓜类、鱼、牛肉等多样的食物来源，转向低纤维、高脂肪、高能量的所谓"现代的"饮食。可以说，比马印第安人先是承受着社会经济破坏和自然灾害的后果，经历了严重的饥荒；紧接着，遭遇了西方生活方式和饮食的快速入侵。按照上文的解释，也可以说，他们既可能经历了"胎儿期的营养不良"状态，也可能经历了成人后的生活方式的"发展"阶段。假如关于"节俭表型"假设和涵化分析成立的话，那么他们糖尿病的高发，就是一系列灾难和"甜蜜"生活的必然结果（Benyshek et al.，2001）。糖尿病之所以会"偏爱"穷人、社会底层和边缘人群，是因为他们面临较大的风险，比如高脂肪食物的消费、体力活动的减少、肥胖、压力以及心理上的悲苦①。而这又源于日益变化的城市生活方式以及结构性的不平等。因而，我们应该更多地将注意力放在那些政治经济学的力量上，糖尿病从根本上说是政治经济学和社会分层的一个隐喻（Mendenhall et al.，2010）。

从基因假设到文化涵化，再到对政治经济过程的批判，我们大体上可以看出人类学及相关学科在研究糖尿病时取向迥异而又相互交叉的研究路径。基因假设本身就暗含文化变迁与生物适应问题。将"胎儿的营养不良"作为成人后发生糖尿病的可能原因，揭示了社会等级与疾病风险之关联。如果说基因假设导向的是生物进化谱系，涵化分析是对文化变迁温和的追问，那么对社会苦难的探讨，则直指社会的结构性暴力（structural violence）（Farmer，2004）。

上述分析表明，将糖尿病归因为社会苦难，是从政治经济学角度（如群体的被殖民史）寻求的对糖尿病根本原因的探求，旨在对社会结构的批判。而将糖尿病看成是"甜蜜的代价"，则是着眼于患者当前生活方式的变迁，尤其是饮食（如过去稀缺的高糖、高脂肪饮食现在唾手可得）和生计模式（如重体力劳动逐渐被久坐的电子化办公所取代）的改变，这些在经历过食不果腹、辛勤劳作的人们看来，实在是甜蜜的生活。殊不知，这种生活模式的转变潜藏着慢性病的风险。表1-5总结了有关糖尿病的诸种解释。

表1-5　有关糖尿病的诸种解释

分析视角	基因	涵化	社会苦难
回答的问题	为什么某些群体糖尿病高发	为什么不发达国家和地区的糖尿病高发	为什么富裕国家中底层人群的糖尿病高发

①　研究显示，在20世纪30年代经济大萧条时期，美国穷人往往表现为瘦弱，但2000年的调查表明，人们的财富和腰围之间成反比关系。也就是说，穷人往往更容易表现为肥胖，这增加了他们患糖尿病的风险。详见Rock，2003。

分析视角	基因	涵化	社会苦难
解释的逻辑	基因适应性	生活方式变迁	社会苦难
理论的溯源	进化－适应	文化分析	政治经济学

（二） 患病经历、病痛叙述与民族志的结合

最为常规的研究慢性病的人类学视角当属将慢性病放入不同的社会文化环境中加以比对，呈现它们的地方意义，从而整体性地理解疾病的起源和病痛的意义。这种比较既可能来自时间跨度的比较（如生活方式变迁与慢性病发生之间的讨论），也可能来自空间地域的比较（如不同地域人群对疾病的认知和疗愈）。所采取的资料，既可能是已有的流行病学数据，也可能是基于某一地点或多个地点开展的民族志调查。然而，缺乏历史数据（如人类基因变迁数据、糖尿病人群的历史数据等），且不同时期、不同地域糖尿病的判断标准有异[①]，使纵向的历史比较和横向的区域比较可能变成臆测及主观推断。

在前面的文献中，我曾提及慢性病的社会苦难视角。社会苦难视角直指权力和资源的不平等，认为慢性病既是社会苦难的表达，也是社会苦难的产物。在《世界的重量：当代社会的社会苦难》（法文版标题为《世界的苦难》）里，布迪厄等（Bourdieu et al.，1999）20 位学者通过一个个以访谈形式出现的细致深入的生活史个案，为读者展示了当代社会普通人日常生活中的种种苦难，并透过社会学的理解，揭示出苦难背后深刻的社会和政治根源（毕向阳，2005；郭于华，2011）。凯博文等（Kleinman et al.，1997：ix）秉持这一理论视角，进一步将社会苦难看成是源于附加在人们身上的政治的、经济的和制度的权力，以及这些权力在社会问题

---

① 比如，中国历次关于糖尿病筛查的方法和标准就存在差异（许曼音，2010：58～60）。

上的回应，通过社会苦难的分析，借助"社会学的想象力"，把健康、疾病以及其他一些人类的痛楚上升到社会经济问题，把个人困扰与社会结构联结起来。凯博文所谓的疾病的社会苦难理论表明了以下含义：（1）社会苦难理论使健康问题和社会问题的历史区隔被打破，社会问题和健康问题交叉在一起，社会经济和社会权力一直制造着疾病；（2）社会苦难理论指出，苦难不会局限于个体，还会延伸到家庭和社会网络；（3）社会制度，如医疗系统等，本来是为了回应苦难的，结果反而使苦难更加严重（Kleinman，2010）。

如上述社会苦难的第一重含义所言，在批判的医学人类学看来，慢性病不只是病原体和生理性失调的直接结果，也是一系列社会问题（如营养不良、缺乏经济保障、职业危机、工业污染等）的必然产物（辛格，2006：4~5）。这一分析框架实际上关注的是慢性病的人群与空间分布及特定社会因素之关联，或者说得更明确点，试图找出慢性病非均衡分布的社会根源，所解释的问题是"为什么有些群体（如原住民、外来移民）不成比例地被所谓的'富贵病'所困扰"？在分析了当地社会的社会苦难（如殖民主义、贫困、社会不平等）后，一些学者断言，慢性病是这些苦难的表达，也是这些苦难的结果（Mendenhall et al.，2010）。

对疾病社会根源的探讨，看似有力且具有颠覆性和批判性，但可能存在研究方法上的"误判"风险，甚至是过度解释。疾病的复杂性而非单一因素得到完满的解释，通常情况下它是多种因素共同作用的结果（汉，2010：94）。人类学的民族志和个案研究在判断变量之间的因果关系上也显得有些力不从心，因为它很难满足因果关系判断的一些基本条件，更难以实现有控制的实验法，它的优势在于分析事件过程、阐释文化意义以及提出新命题（彭玉生，2011；王天夫，2006）。对糖尿病的社会苦难研究，解释了虽然糖尿病患病率在全球范围内呈上升趋势，但土著与弱势人群尤为脆弱这一现象。把社会苦难作为某些群体糖尿病患病率上升的解释因素，需要基于大量针对不同人群（糖尿病人群、健康人群、不同阶层的人群等）的翔实的比较研究。社会苦难与糖尿病的已知风险因素（年龄增长、家族遗传、肥胖、血压血脂异常、体力活动减少等）可能只是部分重叠或者说共存，它与糖尿病之间的关系也非必然。疾病的分布统计不能不加判断地作为社会苦难的晴雨表（Rock，2003）。也就是说，将社会苦难作为糖尿病发生的解释因素，本身是否一个"误判"尚需深究，身体苦难和社会苦难之间的关系也需要进一步澄清。

我在这里引入患病经历（illness experience）视角。患病经历是 20 世纪 80 年代以来医学人类学和医学社会学研究的一个核心概念（Pierret，2003）。同病人角色（the sick role）和患病行为（illness behavior）这两个概念相比，患病经历采用的是一种局内人的视角，是病人对疾病引起的身体不适的切身感受，是种种鲜活的、独特的经验，但它又深受社会文化的影响。每一次的病痛，对于患者来说，既具有个人性，也具有非个人性。病痛的身体体验具有强烈的甚至难以言表的个体性，但他们对苦难的"叙述性定位"（古德，2010）还受到临床遭遇（如医生对疾病的诊断和治疗）以及他们所处的社会文化环境的影响。这就是说，患病经历是一个具身体验（embodiment experience）的过程，它既是个人的，也是社会文化的；既是当下的，也是历史的；既是局部的，也是周身的。患病经历之所以具有这种认识论和方法论上的意义，在于"experience"本身的丰富内涵。它是一种鲜活的体验，而这种体验离不开过往生命历程在身体的铭刻，表现为体验、经历和经验的多种意义。

克莱曼①（2010）对患病经历的倡导和研究，主要是通过病人及家属的病痛叙述（illness narratives）（主要包括五个方面：对疾

① 全书将 Arthur Kleinman 译为凯博文。若中文文献已经翻译为克莱曼，为尊重原译者，仍使用克莱曼这一译法。

病发生原因的解释、对症状的描述、对病理生理学的理解、患病过程以及治疗情况）来实现的。他建议将慢性病人的病痛叙述或者说微型的病痛民族志纳入医生的关怀中，通过病痛叙述来展现病人复杂的生活世界，从而将个人的患病与周遭的社会文化环境联结起来，以实现医学真正的人文关怀。在克莱曼看来，病痛叙述主要是针对医生提出的，它要求医生引导患者及其家属讲出他们的患病故事，医生设身处地地倾听、转译和诠释患者的患病经历，以形成关于患病经历的微型民族志，目的在于让医生尽可能地了解（甚至发挥想象力去感知、感觉）患者的患病经历，并对自己惯常的解释模式做出反思，以寻求医患双方都可以接受的治疗之道。

然而，一方面，假如我们将分析的重心放在患者及其他们的患病经历上，那么就像格尔茨（2014：68）所提出的，我们如何才能拥有有关他们怎么思考、感受和理解的知识呢？慢性病对于每个患者来说都是独特的，我们甚至难以通过"常识"去理解它。作为一个研究者，我们更不可能罹患各种顽疾，然后用自己的体验去思考、感受和理解其他患者的患病经历。也就是说，我们不可能把我们的经验放在他们身上。仅凭病痛叙述或者克莱曼所谓的微型民族志可以完整地呈现他们的患病经历吗？另一方面，本书的目标读者并非限于医生群体，也希望呈现普通人如何在日常弥散的疼痛和不适中检视他们过往的经历、所处的周遭环境、与亲人的关系以及他们对生命和生活的理解。那么，我们如何通过病痛来关联当下与历史、个人与社会的关系呢？上述两个方面都涉及认识论和方法论的难题。

我在这里强调的是，患病经历不等同于病痛叙述，也不能完全依靠病痛叙述完全地呈现出来。诚然，我们利用病痛叙述的方式能获得大量有关患病经历的宝贵材料，但单凭病痛叙述也可能遇到以下难题。

第一，病痛是患者种种鲜活的体验，是患者对疾病引起的身体异常和不适反应的切身感受。人们的患病经历，有些是可以言说的，而有些则是难以言说、无法传达的。

第二，并非每位患者（或家属）都有表达的能力和愿望。所谓表达的能力，既包括患者是否有足够的、恰当的言辞来表达他们的患病经历，也包括对于遭遇严重疾病的患者来说，表达本身就是一种限制。在遭遇痛苦和不幸时，有些患者愿意向一个陌生人讲述他们的故事。然而，请求患者讲述他们的故事，也可能变成一种对他们生活的侵扰。诱导他们回首既往的不幸，使他们再次陷入痛苦之中，让病痛叙述面临着伦理的拷问。

第三，单纯依靠病痛叙述的方法收集的资料，缺少了对患者日常生活的观察。由于没有对患者日常生活的民族志描写，仅仅依靠患者的讲述来呈现病痛的体验和经历，严格来说是不完整的。患者的讲述经常充满矛盾，语焉不详，甚至还有一些故意的掩饰。在没有其他资料的补充和佐证的情况下，如何解读这些言语信息，是一个非常棘手的问题。

第四，叙述本身的碎片化问题。患者及其家属讲述他们的故事，这些故事植根于他们的个体体验、临床遭遇，以及他们的家庭、单位和社区中。这些故事往往充满了生活化的细节，表现为凌乱的碎片。这些碎片化的讲述或许已经达到了叙事医学①的目的，然而如果要有条理地、可供阅读地呈现病痛叙述的文本（将它作为学术研究的素材）并将其理论化，我们仍需借助其他的理论工具（详见主体章节的呈现）。

这提醒我们，依靠病痛叙述所形成的微型民族志可能对于临床医生来说已经足够了，但在当下，微型民族志所构成的"平行病历"（相对于医生的常规病历）却相当稀缺，而对于人类学学者来说，依靠访谈和诉说获得的微型民族志则显得过于单薄。这种

---

① 国内最新兴起的叙事医学也经常提及凯博文的病痛叙述研究，参见王一方，2018。

单薄不是字数意义上的，而是方法、视角乃至内容上的单调。如果没有其他资料的补充和完善，我们就难以整体性地理解病人的"叙述"。这些资料至少包括患者日常生活的民族志以及医院（科室、诊所）或社区的民族志①。前者有利于全面地理解患者日常状态中的病痛体验和疾病管理，而后者则将医患互动纳入医院（科室、诊所）整体的文化建构中，它们共同构成了病痛叙述的语境。这是本书倡导在研究患病经历时将病痛叙述和民族志结合的基本理据。

　　总结起来，如果要对患病经历有整体的把握，符合文化逻辑地呈现病痛的意义，那么我们只有从民族志的角度广泛收集患者和重要他人所处的生态的、生计的、信仰和社会关系的乃至医院（科室、诊所）的资料，以深厚的民族志分析作为底色，结合病痛叙述和参与观察的材料，以及借助其他的理论工具，才有可能展现病人复杂的生活世界，洞察出患病的历程和意义。也只有这样，我们才能将患者及其患病经历作为分析的中心，以重现被慢性病痛破坏抑或是重建的生活世界，从而把他们所遭受苦难的生物性和社会性给予整体性的揭示。

　　鉴于此，在研究中国农村慢性病人的患病经历时，我将首先通过文献和数据分析，总结出中国农村疾病谱变迁的一般模式和规律，同时将慢性病人的患病经历置于一个具体村寨的民族志中加以整体呈现。我希望读者在阅读本书时，既能从总体上看到农村居民患病的一般特征，也能在患病经历的民族志中看到历史叙事、地方实践和道德体验之间的关系。

三　研究问题与章节安排

　　按照上文已经铺陈的逻辑，本书首先将通过既有的统计数据

---

①　我在第六章的讨论还会回到这个问题上来。

和文献回答一个基础性问题，即中国农村疾病谱的变迁模式和规律。这是本书研究的背景，第一章的开头已经完成了这项工作。

接下来的重心是，在民族志调查的基础上，呈现慢性病人的患病经历。如上文分析所言，患病经历兼具个体性和社会性，体现当下与历史，是身体体验和过往经历的结合体。这是我们分析患病经历之后试图呈现的结果。结合田野材料，我将从以下三个方面呈现慢性病人的患病经历。

第一，在一个具体村寨里，慢性病为什么替代了营养不良类疾病和传染病，占据村寨疾病谱的首位？人们如何在过往的经历中理解这种疾病谱的转变？这是疾病的解释模式问题。对这一问题的回答，我将借助生命历程理论，在生物 - 社会文化的整体性理念下，对慢性病做出社会类型学的划分，从而建构一个解释性的框架。

第二，当现代医疗只能缓解而非治愈慢性疾病时，其他医疗体系如何与现代医疗并存，成为慢性病人的求助对象？这是医疗的地方化和实践问题。对这一问题的回答，我们将借助多元医疗的理论，力图在厘清不同医疗体系之间关系的基础上，呈现慢性病人求医问药与村寨秩序之间的关系。

第三，作为长期难以治愈的疾病，慢性疾病给病人及其家庭带来了怎样的苦痛？患者如何得到照护？这是慢性病人及重要他人的生活世界问题。我将通过翔实的个案故事呈现在久治不愈的疾病面前，个人、亲属乃至整个村寨是如何与疾病和病人共处，在坚持、帮扶、依靠、挫败的自我照护和他人照护中彰显生活的哲学和道德的体验，寻求病痛的意义和生命的价值的。

上述三个问题实际上构成了本书第三章到第五章的内容，它们共同呈现了慢性病人患病经历的不同层面。第二章是对一个化名为上寨的村寨的概况描述。后文的故事基本上发生在上寨里，尽管它的意义超出了村寨的范围。在第二章里，我没有把村寨的方方面面都呈现出来，而是仅仅把田野进入过程，以及对与后文直接相关的村寨布局、生态环境、生计模式、亲属制度、民间信仰等做了简单介绍。这些描写会让读者在读后文的故事时，更容易把它们放在一个鲜活的时空中加以思考，而不是一个抽象的个案表达。第六章是总结部分，我将回到慢性病的分析框架和人类学的学科贡献上来，让读者既看到外在政治经济背景对疾病的形塑，也看到疾病之于患者个人和家庭来说所展现的意义。同时我以民族医学和凯博文的研究为例，思考了当前中国医学人类学的研究困境，并以对当前仍在肆虐的传染病的讨论结束全书。

从总体上看，本书的基本设计是定量分析和定性分析相结合、宏观背景与个案呈现相结合。我既通过文献述评的方式提出本书的研究问题，也利用既有的文献和统计资料，展现中国农村疾病谱变迁的一般模式和规律。这为我们在一个村寨中研究具体慢性病人的患病经历提供了宏观的背景参考。定量分析主要来自既有的统计数据，它将显示农村疾病谱变迁的一般模式；而定性分析则来自一个村寨的民族志资料，它能让我们看到一个村寨人们的患病历程及其与社会文化的关联。民族志和统计数据的结合，提醒我们在关注民族志细节的同时，不要忽视中国农村疾病谱的一般特征以及外在政治经济过程对它的形塑。反之，如果我们在关注一般性的变迁规律的同时，忽视了数据之下个体的生命历程和患病体验，那么慢性病就变成了一种抽象的符号和代码，失去了它在贯通身体、生命和生活上的想象力。

第二章　村寨概况

在接下来的几章中，我试图以民族志的方式展现一个村寨慢性病人的患病经历，以及它与村寨的生态、生计、信仰、亲属关系等之间的关系。同时，我试图把这种关系扩展到村寨之外的社会事实上，它们既包括具有历史意义的政治决策对村寨生活的影响，也包括国家现代化进程中村寨生计模式和医疗制度的变革。尽管在具体的章节中我会再次提及这些不可分割的要素，但这一章是村寨基本状况的呈现，我希望读者对我的调查过程以及这个村寨有更多了解。

一　与村寨结缘

本书将要为读者呈现的是一个化名为上寨①的侗族村寨的情况。我与这个村寨结缘要从 2013 年暑期带队实习说起。

是年暑假前夕，我所在的人类学系安排我和周大鸣教授带领20 余名学生（以本科生为主）开展田野实习。田野实习是我系本科生最为重要的必修课之一，大概也是最能显示人类学学科魅力的一门实践课程。我们原计划将田野点选择在广东省内的客家地区——梅州的一个乡村。因为我们对那里较为熟悉，有一定的学术基础和人脉关系。不巧的是，我们在梅州当地的联络人工作发生调动，所以不太方便前往那里开展实习。最终没去梅州，实际

①　本书第三章到第五章涉及的被访者姓名亦为化名。

上还有另外一层考虑。梅州暑期太过炎热，白天气温经常在 38℃ 左右，且昼夜温差小。在烈日下开展调查容易中暑，如果晚上再休息不好，身心俱疲，那势必会影响学生实习的效果。

我与湖南有不解之缘，在长沙读书 6 年，去过湖南的每个地级市，我的硕士学位论文和博士学位论文的田野点也都在湖南（分别为"边城"——花垣县边城镇和长沙血液中心）。周教授是湖南湘潭人。我们初步商量，将田野点调整为湖南的某个乡村，最好是民族村落。湖南为多民族省份，除汉族外，还有苗族、土家族、瑶族、侗族等少数民族，主要分布在湘西、怀化、永州、邵阳等地。当我们把这个想法告诉在怀化学院工作的系友姜又春教授（现为吉首大学副校长）时，他正巧与怀化市民族宗教事务委员会领导兼侗族研究学者石佳能、林良斌（时任通道侗族自治县民族宗教局局长，现为县政协副主席）等在一起。石佳能和林良斌都是通道县独坡镇独坡村人。他们建议我们将实习点选在独坡镇，但不是独坡村，而是侗族文化保存更为完整的上寨。

通道最早可以追溯到汉高祖时代，为镡成县地（今怀化市靖州、会同、洪江一带）。到宋朝崇宁元年（1102 年）设罗蒙县，次年更名为通道县。在近代历史上，"通道会议""通道转兵"[①]是中国革命历程上的重要里程碑。1949 年 10 月，通道和平解放。1950 年 12 月，通道县民族民主人民联合政府成立，通道隶属于会同专区，县城设在罗蒙，即今天的县溪镇。1954 年经国家政务院批准，撤销通道县，成立通道侗族自治县，县溪仍然为县城所在地。一直到 1958 年 10 月，县城才迁往距离县溪镇 40 余公里外的双江镇。但到 1959 年 3 月，靖县和通道合并，仍为通道侗族自治县，县城复迁至县溪。1961 年 7 月，靖、通分设，通道县城定位双江镇，至今未再调整（通道侗族自治县民族宗教事务局，2004；

---

① 1934 年 12 月，中国工农红军在通道召开了著名的"通道会议"，会议采纳了毛泽东同志提出的改变到湘西与红二、红六军团会合的计划，改向敌人力量薄弱的贵州进军，史称"通道转兵"。

通道侗族自治县概况编写组，2008）。

通道位于湘、黔、桂三省的交界处，在这里开展调查和实习，不仅可以探究侗族文化，而且可以调查民族之间的互动。上寨是全国少数民族特色村寨之一，不仅有鼓楼、风雨桥与典型的侗族民居，而且芦笙制作与表演、侗锦工艺、"六月六"歌会、"月地瓦"习俗①等在当地侗族地区也颇有名气。与县城附近的皇都、芋头、坪坦等村落已经开发为旅游景点（"百里侗文化长廊"的组成部分）相比，上寨由于在交通上处于劣势，尚未开发，还是一个相对"原生态"的侗族村落。

所谓"在交通上处于劣势"，只有亲身体验过才能感受到。

2013 年 7 月 11 日中午，我们一行 20 余人，从广州出发，乘坐 K587 次列车，途经广西，历时近 18 个小时，于次日凌晨五点三十分许到达通道火车站。通道火车站实际上不是在新县城双江镇，而是在老县城县溪镇。随着公路交通日趋发达，尤其是政治中心的南移，通道火车站就像一所破旧的小学一样，冷冷清清，周边几乎没有配套服务。两三家连招牌都破烂不堪的旅馆，显示出这里仅是过往旅客的一个中转站而已。就像我们一样，旅客的目的地不是县溪镇，而是新县城以及其他的旅游区村寨。从火车站通往双江镇的路上，既可能是由于清晨的缘故，也可能是本来两地来往的车辆就比较少，我们承租的大巴车在山区公路上飞驰而行，大概半个小时就到了双江镇（约 40 公里）。

双江镇因两条河在这里汇聚而得名。通道县政府网站的数据显示，双江镇的总面积为 239.09 平方公里，但城区面积只有 3.5

---

① "月地瓦"直译成汉语是"种公地"的意思，就是寨内专门为青年男女劳作时进行情感交流的公共用地，既是村与村、寨与寨或村寨内不同房族青年男女之间一种集体性的社交活动，也是侗族一种古老而富有特色的婚恋习俗。"月地瓦"活动中小伙子讨酒，姑娘们唱侗家"哆耶"，晚上进行合拢和行歌坐夜等集体活动。详见通道县人民政府对"月地瓦"活动的报道，http://www.tongdao.gov.cn/tongdao/c101297/201903/64957fbf1298488d85b19a1b77eb087d.shtml，最后访问日期：2020 年 3 月 10 日。

平方公里，步行一个小时左右，就可以把县城城区走一圈了。县城最为热闹的地方大概就是建立在双江河上的众多廊桥（风雨桥）。无论是刮风下雨还是寒冷暑热，人们总是愿意坐在廊桥上休息。在夏天的夜晚，这里更是行人如织，热闹非凡，是人们纳凉、赏景的好去处。

在县城短暂休整后，第二天一大早，我们乘坐大巴车准备进村。我们当然知道，山区的公路更适合中巴或者小型的车辆通行，但师生大包小包的行李放在大巴车里更为妥当。与从县溪镇到双江镇的双向两车道公路不同，刚出县城不久，去往村寨的公路就变成了单行车道。不时两车交汇，车辆为寻找合适的避让点，耽误了许久。蜿蜒曲折的山路，也让部分学生出现严重的晕车反应，我们不得不寻找宽敞的地方，休息片刻后再启程。从县城到独坡乡只有 50 余公里，但大巴车足足行进了三个小时才到达乡政府所在地木瓜村。司机告诉我们，他很少在山区公路上开车，这次经历也让他胆战心惊。关键是，从木瓜村到上寨村，还有 11 公里土路，前段时间连连阴雨，道路泥泞湿滑，大巴车根本进不了村寨。我们不得不卸下行李，等待村寨的中巴车和面包车来救援。等待的间隙，让我们了解一下独坡乡（镇）吧。

独坡，又称"独坡八寨"，在历史上其辖区内置独坡、坎寨、木瓜、金坑、骆团、地坪、上寨、虾团八个村寨。它位于通道县西南部，距县城 51 公里，东与牙屯堡镇相连，南与广西三江县独峒镇、林溪镇接壤，西与贵州省黎平县洪洲镇交界，北与大高坪苗族乡及播阳镇毗邻，可谓"一脚踏三省"。1942 年设置独坡乡，辖八个保（寨）及其所属自然村。1950 年，通道县民族民主人民联合政府废除乡保甲制度，设三区，独坡乡属于第三区（1952 年改为第二区）。1956 年后复建独坡乡，1958 年并入播阳公社，1961 年按原乡范围设独坡公社，1984 年改设为乡。1985 年原乡政府驻地独坡村发生火灾后，乡政府从独坡村迁至木瓜村。2016 年后独坡乡改为独坡镇。据 2021 年镇政府提供的数据，独坡镇总面积

153.2 平方公里，其中耕地面积 18649.3 亩，林地面积 184914.9 亩，森林覆盖率 52.3%，辖九个行政村，总人口为 17145 人，侗、苗、汉杂居，其中侗族人口占总人口的 95% 以上。

从独坡乡到上寨仅 11 公里。如果道路通畅，以时速 40 公里前行的话，15 分钟即可到达。然而，中巴车在泥泞的道路上行驶，不仅要礼让对方来车，还经常陷入烂泥中动弹不得。这个时候，我们需要走下车去。司机停好车后，从车上拿下早已准备好的铲子，快速从四周铲些泥沙铺在车轮周围。这时，他再次发动车辆，加大马力，我们在车尾推车，齐心协力，车轮终于起身，顺利蹚过烂泥，又继续前行了。就这样，走走停停，停停走走。早先对村寨的想象和期许，这时全被颠簸的车辆消耗殆尽。当司机停好车，提高嗓门说"到了，可以下车了"，我们才意识到，上寨就在眼前了。原来，运行李的面包车早早地就到了，而我们晚一个小时才到达目的地。当我们在恍惚中下车时，围观的村民早已等候在村委会前面的停车坪上。他们向我们微笑，帮我们搬运行李。

在此后的一个月里，我们与这里的村民结下了深厚的友谊。当我于 2017 年、2018 年、2021 年暑期的 7 月中旬到 8 月中旬再次来这里调查时，仍有村民打开手机里的照片，给我看 2013 年我们第一次来这里时和他们的合影。2018 年我去一位村民家，他指着房屋木柱上的一串数字让我看，那是我们一位学生的手机号码，他们现在还保持联系。我在鼓楼和老人聊天时，他们总能记起我们第一次来调查时的场景，还会问那个"养鸟"的女同学①现在做

———————

① 养鸟和斗鸟（主要是画眉）是上寨男性村民比较普遍的休闲方式。女性村民过往没有养鸟的先例，只是偶尔家里男人外出了，帮忙喂养而已。2013 年调查期间，一位学生研究村民的休闲方式，本着"参与观察"的初衷，她也想体验养鸟的生活情趣。村里一位热心的老人送了她一只鸟和一个鸟笼。从此以后，她就和里的男人们一样，早上六点多起床，提着鸟笼去给鸟儿找食物，白天带着鸟笼去村里调查，晚上就把鸟笼挂在我们住宿点（村小学）的一棵树上。这本来是一次参与体验，没想到她很快就在村里"出名"了：居然有个女学生养鸟了！大概和格尔茨（2008）研究的斗鸡一样，养鸟在侗族村寨里也是专属于男人的休闲方式，是雄性的象征。此后我去上寨调查时，发现居然（转下页注）

什么了？当年和我一起带队的周老师身体可好？听说在村里喝醉酒的男生出国了？你们有没有去"中山亭"①看看？2017～2019年，我指导的两位研究生将他们的硕士学位论文的田野点也定在这里，分别讨论精准扶贫和儿童喂养问题。他们总共在这个村寨开展了近八个月的调查，也不时带来村寨最新的消息。我读他们的报告和论文时，总感觉那些熟悉的村民就在眼前。

二　族源与历史

上寨原来由两个行政村（上寨和下寨）组成。两个行政村由村中十字路口的一条分界线隔开，但人们的日常生活、亲属关系并没有因此而分割。2017年，两个行政村合并为一个行政村，称为上寨。

上寨不是历史名村和学术名村，有关这个村寨可以查证的文献寥寥。目前关于这个村寨的记述主要源于独坡籍的文化精英们根据口述史而做的整理，集中体现在《独坡八寨志》（石佳能等，2011）和《独坡八寨侗族文化》（石佳能，2004）两本著作中。至于上寨何时开创，现在也不得而知，我们只能通过下面这首琵琶歌词了解到，由于自然环境的威胁（洪水、猛兽等），上寨的祖先们才辗转找到这块他们认为的风水宝地，从此"洪水难漫虎难爬"，过上了安定的生活。

《祖先开寨》

（琵琶歌词）

古时祖先寻找住处真辛苦

（接上页注①）有女性村民养鸟了。她们说这是在效仿那位同学，并反问我："为什么女人不能养鸟呢？"颇有些打破现有性别分割和权利意识觉醒的意味。关于养鸟和休闲的分析，我在第五章还会介绍。

① 2013年田野调查结束后，周大鸣教授集资在当地圣山三省坡的半山腰上修建了"中山亭"，以供村民劳作时休息。这也象征着我们田野调查小组与当地村民的友谊天长地久。

翻山越岭才到三省交界处

山清水秀只差宝地无人住

祖先开荒种地设寨马鞍上

男人打猎天天无获空手归

女人种地年年不愁缺菜饭

谁知天差老虎经常来侵扰

吃了牲畜地中作物也遭殃

三更半夜还到屋边高声叫

叫的心惊胆战夜夜不睡安

祖先只好搬家来到瀑布上

瀑布上头河边地势平而宽

开田开地不愁河干水源断

河边宝地有鸭有鹅鱼也多

祖先塘育圈养餐餐有鱼肉

谁知老天不让祖先生活好

派了雷公降雨下了十二天

洪水猛涨漫房漫田又漫地

家中一切一件不剩全被冲

祖先命苦靠座岩山救生命

三省坡下有上岩寨靠岩山

祖先就把岩上当作活神仙

建房建庙在岩山上过生活

岩上宝地洪水难漫虎难爬

从此以后上岩世代住岩上

上岩寨名就从此后传下来

希望大家别忘祖先开团寨

资料来源：参见石佳能等，2011：47～48。

村寨老人们对这个村寨历史的讲述和上述歌词大同小异，说明口耳相传的民间文艺不仅是村寨历史传承的重要手段，也是这里的人们地域认同和族群认同的重要来源。村里有两个主要的姓氏：杨姓和石姓。不少老年村民认为他们来自不同的地方，前者来自江西，后者来自贵州黎平县。这与《怀化市民族志》中有关族源的介绍一致（怀化市民族宗教事务委员会，2014：58）。但杨姓与江西早已没有了联系，石姓可能是因为这里与贵州接壤，依然保持着与贵州的联系，两地有红白喜事时，仍有人员来往。尤其是清明节，这里的石姓还会派人去贵州黎平县水口镇的一处祖坟上"挂青"。

除了上述祖先们开创上寨的故事和族源考证外，村里还有一位人物为人们津津乐道。1950 年任通道县临时人民政府县长的粟昌福就出生在本村。粟昌福的详细生平事迹已经在侗族的文献中有所记载（通道侗族自治县民族宗教事务局，2004：342～344）。我在这里仅仅记述一些村民有关粟昌福的传说和记忆。村里的老人和年轻人，几乎没有人不知道粟昌福的。现在他的老房子还在村里，他的外甥还担任过村党支部书记（2020 年起不再担任书记，改任副书记）。对于村民们来说，县里的领导是他们所能接触到的最大的官了，何况这位县官还出生在本村。粟昌福做过放牛娃，上了几年私塾，也曾担任独坡乡的乡长，后来还在国民党军队里有一个职位。但为了撇开和国民党反动政府的关系，村民马上就会告诉你，通道的解放，粟昌福居功之首，因为是他响应共产党的号召，让通道县和平解放的。此后他担任通道县第一任县长①。但 20 世纪 50 年代末，他被划为右派，受到打击，最后在黔阳县（原怀化地区所辖县）逝世。村民关于他因何而死有种种猜测。有

---

① 我在村里调查，村民们说起粟昌福的职位时，不会说他是通道县临时人民政府县长（1949 年 10 月 20 日被指派），而是直接说他是通道县第一任县长。但据《怀化市民族志》记载，通道侗族自治县于 1954 年 3 月成立，首任县长为吴通行（怀化市民族宗教事务委员会，2014：22～25）。2021 年我在村里调查，村干部正在筹划重建粟昌福故居。

人说，他是被国民党特务暗杀的，因为他投共了。也有人说，他是被划为右派后抑郁自杀的。无论如何，人们在讲述他的故事时，都以惋惜收尾：一位地方精英，不仅客死他乡，而且连尸骨也没有找到。

如同中国千千万万个普通村落一样，上寨的历史确实乏善可陈，但正如我在后文呈现村民的生计模式、生命故事和他们求医问药的经历时所反映的，看起来不起眼的一个普通村落，人们的日常生活却活跃在三省交界之处，他们的病痛故事和医疗实践也与国家的政策和现代化进程紧密联系在一起。

三　生态与生计

通道侗族自治县位于湖南省怀化市的最南端，全境山多田少，故有"九山半水半分田"的说法。这里属于亚热带季风湿润性气候，四季分明，但夏无酷暑、冬少严寒，气温年较差小，日较差大。该地区雨量充沛，适合水稻（一季稻）及各种植物的生长。独坡镇位于通道县西南部。镇内群山巍峨，沟壑纵横，六座海拔1000 米以上的高峰多分布于镇域西南部，其中最为出名的三省坡因地处湖南、广西、贵州三省交界地带而得名。

上寨就坐落在当地圣山三省坡脚下。这里地跨三省，风光独特，气候环境适宜，动植物资源和地质资源丰富，野生动物种类繁多，不同海拔高度的山坡上生长着不同品类的树木，森林茂密，各种矿产资源（尤其是硅石矿）分布集中且储量较大。山里的藤本植物、野生药材和各种山珍特产种类繁多，如天麻、七叶一枝花（治疗蛇毒）、淫羊藿、三七、大血藤、当归、茯苓、实心笋等。其中，实心笋最为罕见，每年的农历九月到十月出笋。村民们将采摘的实心笋洗净后腌制，亦可新鲜炒制。我在村民家做客时品尝过腌制的实心笋，酸爽可口，特别开胃。这里每年农历三四月开放的漫山遍野的映山红也为人们津津乐道，我在村民的朋友圈中感受到这种美景，据说这几年每年都有上万人来这里驻足欣赏。

2013 年 8 月初，在两位村干部的带领下，我们徒步四个多小时爬上三省坡，看到了三省界碑。村干部拿着镰刀在前面开路（村民们很久没有上山了，小路已被丛草遮蔽），我们紧随其后，一路披荆斩棘，终于到达界碑。兴奋代替了疲惫。一脚踏三省，周边的村落尽收眼底，酷暑的中午吹着强劲的凉风，茂密的茅草和矮小的灌木也在风中摇曳。后来我每次来村里调查，总要上三省坡看看，也要去我们捐建的"中山亭"歇歇脚。但后面几次，都没有 2013 年那么耗时费力，因为村里的机耕道修好了，底盘高一点的越野车或皮卡车就可以直接开到半山腰。

2021 年我在这里调查时，村民们向我抱怨说三省坡不再是从前的三省坡了。他们过去常说的"水好、空气好"如今只留下"空气好"了。因为一到下雨天，自来水就会变得浑浊。河边的村民告诉我，"一下雨，河道就变成黄河了"。直到有一天，我搭乘一位村民的皮卡车上到三省坡，也被眼前的景象震惊了：因为开发风力发电，三省坡已经被横七竖八的土路覆盖着，就像一条一条黄龙贪婪地压着她。这样，一到下雨天，黄土冲刷，渗进自来水的水源地，村民用水就变得困难了。道路修建后，很多私家车可以开到界碑处，于是这里成为游客们的"打卡之地"。界碑周围茂密的草丛因踩踏而变成了"秃顶"，周围散落着各种塑料垃圾。站在界碑处，我看到远处一块块的塌方，植被裸露在外。同行的村民告诉我，这是村民盗挖硅石矿的结果。村民还告诉我，每年农历三四月开放的漫山遍野的映山红吸引了数以万计周边和远方的游客，但除了公路外，三省坡上的公共服务设施还没有建设，尤其是没有厕所和垃圾站（桶），各种塑料垃圾和排泄物散落在树丛中。我在村里调查时，很多家庭重新开始挑水（村里仍然保存着几十口老水井）饮用，自来水仅仅用于洗澡、洗衣服等。挑水也成为我们每晚的例行工作。晚饭过后，几位男同学在附近的水井挑水，倒入学校的水桶里，以备第二天烧饭使用。

和其他大多数中国的村落一样，上寨村民传统的生计模式以务农为主，一年的劳作几乎都是围绕农业生产展开的。从 20 世纪 90 年代开始，村里的年轻人渐渐脱离传统的农业生产，远离家乡去广东、福建、浙江等经济发达的地区打工。村里的中年人在农闲时期去附近的广西、贵州等地打短工，老年人则负责照看家里，以及照顾年幼的孙子孙女（偶尔也有照顾外孙和外孙女的情况）。身体还算康健的老人也会挑选水源充足、路途便利的田地种些庄稼，以便留守的家人食用。年轻人常年在外，老人、小孩对粮食的消耗有限。就上寨来说，种田不再是农民的主要生计，大量的田地，尤其是偏远的田地，要么荒芜，要么种植其他的经济作物。

从 2013 年开始，村里从广西的乡镇引入了茶树（"福云六号"茶树）的栽培，政府也补贴茶树种植（一亩茶地补贴 1000 元），很多农户利用荒芜的田地种植茶树。大部分农户家里都有两亩茶地，也有种五六亩茶地的家庭。但是由于茶树尚小，茶叶产量依然有限，一些村民尤其是中老年妇女去附近的广西村寨帮别人采茶，一天有 50～100 元的收入。2021 年我来村里调查时，已经没有村民去广西采茶了，他们自己种植的茶树已经长大，足够家里的中老年妇女每日起早贪黑地忙碌了。茶叶的兴起带动了村里的零售生意，几家猪肉贩、水果贩、零食和凉粉贩也是每晚六点左右在茶叶集市上吆喝。村民们早上出发采茶，晚上就可以拿到现金（少则六七十元，多则一两百元）[1]，买点肉、水果和零食犒劳一家老小，这一天忙碌的生活即将进入收尾阶段。劳动的辛苦和生活的满足感就这样可以从农历正月持续到农历九月。

---

[1] 这里茶叶的价格不是很高，春茶也只能卖到每斤二十多元，夏茶每斤 10～15 元，秋茶的价格就更低了。粗略地算下来，一亩茶地，除去化肥、农药、催芽剂等费用外，村民们可以获得 7000～8000 元的收入。这种茶叶品种容易引来小虫吞噬嫩牙，所以每采完一遍茶，村民（主要是男性村民）就背着杀虫剂去打药。为了保证茶叶的生存，这里的商店也卖有催芽剂。对于杀虫剂会不会带来残留，以及催芽剂是否会降低茶叶的品质，现在还没有定论，但我仍然有一些担忧。

最近几年，村里的一些年轻人开始种植一种俗称"黑老虎"①的药材。据说在别的村寨，一些种植大户可以年收入几十万元，但在这个村寨，我还没有听说哪个家庭因为种植药材而发家致富，大概是因为刚刚种植。后面几年我在这里调查，听说"黑老虎"的市场销量不好，过去的一些种植大户纷纷减产。通道县政府也在积极推行"两茶一药"（油茶、茶叶、中药材）的乡村振兴战略。从目前来看，茶叶发展势头良好，老百姓也很积极，但油茶和中药材的潜力和前景仍不明朗。

村里一些老人仍然种植一些口粮。实际上，很多现代农业技术被引入村里，包括耕田机、化肥、除草剂的使用，使种田轻松了很多。耕田机的引入，也让村里养牛的农户所剩无几，人们不再风雨无阻地每天给牛准备草料。回想当年，放牛、割草还是大多数农民儿时的记忆，现在仅有几户老人还在坚持养牛，不是为了耕种，而是为了贩卖。表 2-1 列出了上寨年度农事安排，从中大致可以看出最近二十年村寨生计模式的变化。

表 2-1　上寨年度农事安排（农历）

	20 世纪 90 年代之前	最近二十年	备注
正月	清理田地；上山砍柴（穿草鞋，脚经常泡在水里；衣服单薄）	闲暇时间多；偶尔清理田地（穿靴子）	最冷月时常有雪
二月	（牛）犁田	一些家庭有了耕田机；种田少了，最近五年来改种茶树或药材。天气暖和的话，正月下旬就可以采茶了	时常有雪

---

① "黑老虎"是木兰科南五味子属植物。每年农历九月采果。硕大的果实既可以作为水果，也可以药用。2021 年农历九月，我收到了当地政府邮寄过来的几箱"黑老虎"。作为水果，它的水分不足，且籽太大，口感一般；作为药材，地方政府苦于没有药典记载。后来我和许澜洋（研究生）在学术资源库中找到了有关"黑老虎"药用价值的药典记载。这些资料已经扫描发给当地政府，希望对"黑老虎"的销售有所帮助。

	20 世纪 90 年代之前	最近二十年	备注
三月	割草、收集树叶，挑到田里做底肥；挑农家粪；下秧苗；清明节种玉米、蔬菜之类	以化肥为主，偶用农家肥；种玉米、蔬菜；采春茶	清明断雪、谷雨断霜，气温上升
四月至五月	播种、插秧、脚力除草	播种、插秧；撒除草剂；采茶	芒种前后
六月	割草、清田埂、灌溉、杀虫、追肥；种五谷杂粮	割草、清田埂、灌溉、杀虫、追肥；种五谷杂粮、采茶	
七月至八月	收割稻谷（人工）	收割稻谷（半机械化）；采茶	
九月	（牛）犁田；种油菜、蔬菜	（机器）犁田；种油菜、蔬菜；采茶	
十月至十二月	农闲；外出做短工	农闲；外出做短工	以伐木为主

　　村民们普遍觉得，现在村寨的生计，大头还是靠外出务工，村里的砖房主要是依靠外出务工盖起来的，茶叶的收入只够村民日常的开销。假如家里还有劳动力（一般是老人）种了几亩稻谷和几块菜地的话，那么一家人的生活就没什么问题了。

　　20 世纪 70 年代之前，村民出行几乎完全靠步行，而运输的工具则基本是人力。比如，从上寨走到播阳公社和独坡公社的集市，需要四五个小时；帮人扛木材，需要大半天时间才能扛到公社贩卖，然后再步行几个小时返回家里。1974 年，以国家资助、村民投劳的方式，从独坡公社所在地途经上寨到附近一个苗寨的土路修通，允许中巴车通行。只不过在下雨、下雪的天气，道路湿滑，车辆行驶缓慢而已，但这也比步行快很多。从上寨到独坡公社的时间大概为 1.5 个小时，到通道县城需要 3～4 个小时。2006 年，上寨到广西独峒乡的省际公路开通，行车 40 余分钟，方便了两地村民的经济交往。从 2013 年开始，村里陆续修好了几条机耕道，这样三轮车就可以直接到达山腰和田地，粮食和木材也就方便运到家门口。2014 年，在国家村村通公路的政策下，村里开通了到乡政府的两车道水泥路，现在开车去镇政府所在地（木瓜村）只需 15 分钟，去县城仅需 90 分钟（我 2013 年第一次到上寨时，上寨到木瓜村的路还是土路）。当下村里有中巴车和面包车去镇政府、县城和附近的广西集镇，大多数家庭也有了摩托车，40 多户家庭有了小轿车，人们的出行、物资的交流更为方便。

由于地处三省交界处，上寨与广西的独峒镇尤其近，骑摩托车仅需 40 分钟。过去交通不便时，村里主要是一些牛贩子（买卖牛的农民）经常前往独峒，因为这里有桂北和三省交界最大的黄牛交易市场。上一任村主任曾经做黄牛生意。据他回忆，在 20 世纪 90 年代之前，由于公路不通，商店也很少，去独峒完全靠步行，自己带些干粮。有时候凌晨四五点出发，中午才到独峒。假如交易没达成，下午还得把牛牵回来。现在交通条件改善后，不仅这些牛贩子，普通的村民也经常去独峒，尤其是每月农历二、五、八的赶集时间。我每次跟随村民去独峒，总感觉是一次跨省的行动，但村民们好像觉得那里跟自己所属的乡镇一样，他们从来不会说"我今天去广西了"，而是直接说"去独峒"。他们不仅知道哪一家的螺蛳粉好吃正宗，而且知道哪里卖的牛肉便宜不注水。

顺便说一句，2013 年我们从广州坐普通火车到通道老县城，然后辗转才到目的地，前后差不多耗费 24 个小时。2017 年我们来上寨时，已经不走以前的路线了。由于广州到贵阳的动车（贵广高速铁路）2014 年底开通，途经广西的三江县（三江南站），我们可以从广州坐动车到三江南站（3.5 个小时），然后坐汽车途经广西的林溪乡、通道县的牙屯堡镇到上寨（三个小时左右），前后六个多小时就可以到达目的地。2018 年我们来村寨更为便捷。由于桂林到三江的高速是 2017 年 10 月底开通的，途经独峒镇，我们下了高铁，坐汽车上高速，30 分钟到达独峒镇，再前行 40 分钟就可以到上寨了。日新月异的交通不仅拉近了我们与调查点的距离，也方便了村寨人的外出。村里的一个金杯牌面包车（九座）师傅告诉我，每年春节期间，由于村里的人去广东务工者众多，他直接从村里开车去广东接人（单程也仅需八个小时），这既方便了外出务工的村民，也增加了自己的收入。

　　然而，我们注意到，交通条件的改善、私家车的增加也增加了道路运输和停车的压力。村寨的主干道仅仅够一辆大货车（或是两辆小汽车）通行，平时车辆稀少时，不会引起交通堵塞，但一遇到主干道附近有人建房子运输物资，或者是春节期间，整个道路就被堵得水泄不通。我在村里调查时，看到附近一个宽敞的停车坪竟然出现停车收费的标识，这在过去主要靠步行的年代是难以想象的。村里经常去广西的司机也告诉我，春运期间，他宁愿沿过去的老路（途经牙屯堡、林溪到广西），也不愿经过独峒镇上高速。因为本来仅需几十分钟的高速路程，由于车辆拥堵，需要折腾一两个小时。

　　当然，与独峒镇相比，上寨离他们自己所属的独坡镇更近，车程只需一刻钟。大部分家庭有摩托车，年轻人喜欢骑摩托车去镇里玩耍、消遣。但这些年轻人常年不在家里，只有在春节期间，年轻人骑车去镇里的场景才更容易看到。在平时，更多的情况是，在每月农历一、六的时候，中老年村民坐着村里的面包车（也有自己骑车）去镇里赶集。现在已经很少有村民拿货物（土特产）到集市上去卖，相反，他们主要是在赶集的时候买点生活必备品和生产用品。有时候，他们只是去逛一逛，什么也没买。其实，正如后文所言（见表 2-3），村里现在有近 30 家小卖部，完全可以满足村民的日常所需。况且，附近集镇的小贩每日还会骑着三轮摩托车来村里吆喝，卖水果、猪肉、豆腐之类。村民们一听到那熟悉的、拉长了声调的吆喝声，就知道这些新鲜食物已经在自家门口附近了。当然，村里的商品大部分来自镇里、县城，甚至广西的集镇，所以这里的价格要比集市上稍微贵一点，店主们至少要在进价的基础上加一点运输成本。然而，村民们之所以还是在赶集的时候去独峒镇的集市，有时候什么也不买，大概不全是为了价格，而是重在赶集本身。因为在赶集的日子里，他们可能会见到老友、参加集市上的斗鸟、吃一碗爽口的螺蛳粉，这大概是他们每个月里最为休闲和惬意的时光了。

最近四五年，快递行业进入村寨。据说这是由一位定居在此的广东籍女性带动的。这位40多岁的张女士是2015年来村里支教的老师。她喜欢这里的蔬菜和气候，也喜欢这里的孩子。支教结束后，她买了一户村民的地皮，盖起了一栋四层高的楼房（2021年她又把房子卖给本村的村民，现定居在通道县城）。她偶尔在这里居住，有时候广东的亲友也会来这里暂住几日。三楼的宽大客厅，被她改造成训练儿童舞蹈的练习室。她热爱舞蹈，也免费培训村里的一些儿童学习舞蹈（几位表现突出的儿童还去了张家界等地参加演出）。这位张老师在村里很神秘，大多数村民其实并没有跟她说过话，因为她主要跟这些小孩打交道，偶尔才和他们的家长说几句。村里关于这位张老师的传说或者说"闲言碎语"很多，有关于她婚姻的、炒股的、晚上害怕需要村里小孩作陪的，等等。但有一点是肯定的，可能受城市快递行业便利的影响，张老师经常在网上购物，但邮寄的东西只能到达镇里。她请村里的一位年轻人帮忙带回来，每次根据物件的大小支付几元不等的费用。不仅是张老师，村里很多外出务工的年轻人也经常邮寄东西给在家的父母和小孩。一位村民看到了这种商机，与县城的快递点联系，在村里建立了一个快递投递接收站，每天去县城的班车就是接送快递的工具了。村民每次需额外支付2～3元的快递费，就可以取到自己的快递，邮寄货物则按照快递本身的收费标准计算。在村里调查期间，我的学生也经常在网上购物，不过两三天，他们就可以收到物品。村里这两年兴起的"美团优选"更快（次日到达）、免运费，更受村民们的欢迎。

四　村寨布局

上寨由中心区和偏远的两个村民小组构成。中心区的房屋非常集中，在2600余人的中心区里，从村头走到村尾，大约只需要15分钟。在密密麻麻的住房附近，分布着少许田地。更多的田地、山林在步行一两个小时距离的三省坡半腰，以及沿着村里的一条小河向南去的大山深处（大江）和靠近广西的美冲。大江和美冲是远离上寨中心区分别 8 公里和 5 公里左右的两个村民小组。20世纪 50 年代末到 70 年代末，大队（相当于现在的村委会）发动部分社员（村民）搬离中心区，定居到离田地更近的大江和美冲。为鼓励村民搬离中心区，到美冲定居的家庭人均可以多分两分田，到大江定居的家庭人均可以多分四分田。当时搬去美冲的有十几户，搬去大江的有 27 户，到现在美冲发展到 34 户、160 余人，大江只有 24 户、120 余人。美冲之所以得到发展，是因为这里离广西的独峒镇只有 10 余公里，交通方便。而直到 2017 年我去调查时，大江才修好土路，方便机动车通行。2018 年 8 月中旬我离开时，在国家村村通公路的政策下，大江才开始修水泥路。我在2018 年 8 月 6 日的田野笔记中这样记述大江组：

> 今天天气凉爽，临时起意，想去上寨第五组的大江看看。我虽然来上寨四次（包括三次田野调查、一次短暂停留），但至今未到大江，甚为遗憾。所以今天决定步行，体验下村民从大江出来的路途。大江不在老寨这里，而是沿着村庄的小河一直往南走，大约步行一个小时（约八里路），因为靠近小河，故名大江。村民打趣道："这就是小河，不是大江。"沿途都是泥巴路，可供摩托车、三轮车、小货车通过，但是假如有对方来车，避让是个麻烦事。碰上下雨天和下雪天，路上满是泥泞，湿滑难走。由于这几日下了几次阵雨，我今天走路时，有几处全是水坑，差点滑倒，鞋头也沾满了污泥。我在一路上看到，到处都有山体滑坡的迹象。在两条小河的交汇处，不知道什么时候发了洪水，原来的石板桥被冲垮，现在只有临时搭建的一条半米宽的木桥可供通行。我从小桥上走过时，晃晃动动，我有些犯怵。从木桥上的摩托车轮印记看，依然有胆大的村民骑着摩托车通过此桥，大概他们已

经习惯了这样的境况。水不是很深，三轮车、小货车蹚水就可以过去了。

　　大约一个小时，我到达大江。这里没有了老寨的密密麻麻，也没有了大兴土木修建砖房的场景。零星的十几处侗族传统房屋安安静静地矗立在四面环山之中。由于分家的缘故，大江实际上只有24个家庭。与上寨中心区相比，这里的道路宽敞也干净。在进村口的小桥附近，有一座矮小简陋的鼓楼，没有中心区的鼓楼那么高耸，也没有人在里面歇息。实际上，我在这里的一上午，只见到四位老人、两个小孩。年轻人都外出务工或者上山干活了。

　　说起大江的历史，老人介绍说他们是1973年从老寨搬迁而来的。由于老寨人多地少，村民种田很不方便，他们有些田地就在大江附近。那时还是生产队的时候，五队和七队的田都在大江这边，到大江来可以多分四分田，但很多人还是不愿意离开老寨。最后党员带头搬，也做了群众的思想工作。结果有27户搬迁过来，后来发展到30多户。但由于交通不方便，最近几年有几户在老寨又盖了新房子搬回去了。其实，他们当初搬迁过来，老寨的木房子一直保留到现在，平时没有人住。但假如小孩在老寨上学，家里也会安排一个大人去老寨住下陪读，周末才回这里。现在大江组只有24户人家、120多人。这里有杨、粟、陆、石四姓，由于人少，每有红白喜事时，家家户户都会帮忙。因为他们不是一个房族，所以可以通婚。

　　现在绝大部分村民还是居住在他们祖辈住的上寨中心区。我的调查也主要集中在上寨中心区。上寨中心区北侧和西侧环绕着一条水泥公路，这是村庄的主干道，与通往村落外的公路相连。从北侧山上流下来的两支河水在公路北侧并为一条后，向南穿进核心居住区内，蜿蜒一段后从东侧寨门流出村寨。除了去山上或

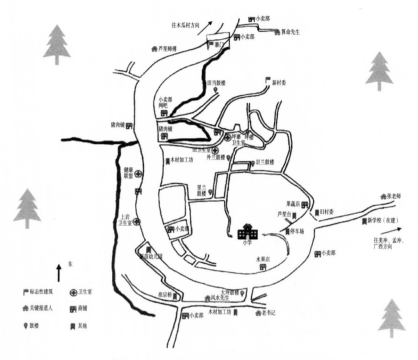

图 2-1　2018 年上寨中心区的平面图

田里劳作外，村民们日常的活动区域主要是在核心居住区和靠近公路两侧的区域内。传统的房屋也主要集中在这条主干道的南侧，干栏式的建筑密密麻麻、错落有致地排列着，从高处望去，就像一件庞大的蓑衣盖着村寨，几栋矗立的鼓楼可以大致区分这里的房族和亲属关系。公路的北侧主要是稻田区，但也有一些房屋分布在这块区域内，大部分都是近几年新建的房子，其分布相比于核心居住区较为零散。这一区域内仅有一家小卖部、一个规模稍大的木材加工厂和一家幼儿园。

鼓楼是侗族传统的公共空间，一般以居住区（有时与房族重合，见下文亲属制度介绍）为中心划分为不同的片区。上寨中心区共有六个鼓楼片区，包括里兰楼、外兰楼、岩兰楼、坪楼、田党（当）楼和大坪楼（见表 2-2）。每个鼓楼片区分布着不同的生产小组，也集中了以房族关系为纽带的不同家庭。

表 2 - 2　村寨的鼓楼片区分布

地点	鼓楼片区		生产小组	主要姓氏分布
上寨中心区及两个村民小组	原下寨	田党（当）楼	1、2组	杨
		坪楼	3、4、5、6、7组	杨、石
		外兰楼	8、9、10组	杨、黄、粟、陈
	原上寨	里兰楼	1、2、3组	杨、吴
		岩兰楼	4、5组（大江组），6组	杨、粟、陆、石
		大坪楼	7、8、9组	杨、陆、陈
			10组（美冲组）	黄、陆、石、杨

　　我于2013年来此调查时，村里的房屋还主要是木质的干栏式建筑，少数新建的房屋一楼为砖房，但二楼和三楼仍然为木质结构。后来我再来调查时，公路两旁的建筑几乎都变为全砖的楼房了，只有少数几户是砖木结合的老房子。老寨里面的很多木房子许久没有人居住，只用来摆放农具、柴禾等生产生活用品。

　　传统上，木质房屋的一楼是杂物间、猪圈和牛圈，二楼是厨房、餐厅、卧室和客厅，如果有三楼，则卧室一般都在三楼。由于生计模式的转变，现在养牛、养猪的已经很少，新建房屋的一楼基本变成了客厅。而沿街的新房子，一楼则几乎都是店铺。这条步行大约10分钟路程的村街上，分布着29家店铺（见表2 - 3）。虽然大部分货物来自本镇木瓜村或县城双江镇，但也有商品来自本市的靖州县以及广西柳州的独峒镇和三江县。

表 2 - 3　2017 年暑期上寨店铺分布情况

经营商品种类	店铺数量	货源
侗布	1	木瓜村（独坡镇政府所在地）
农药	1	木瓜村
蔬菜、水果	1	木瓜村、双江镇（通道县城）

续表

经营商品种类	店铺数量	货源
网吧	2	——
快递、修车业务、通信业务（中国移动）	2	木瓜村、双江镇
装潢装饰	4	双江镇、柳州市
猪肉	2	自产自销、双江镇
百货	16	木瓜村、牙屯堡镇、双江镇、靖州县、柳州市
合计	29	

一些老年村民还是觉得住在木房子里舒服，因为它通风、干燥，建筑成本相对低廉。一位住在宽敞砖房里的老人向我抱怨说，现在住在这种粉刷一新的砖房里，连打个钉挂东西的地方都没有。与砖房相比，木房最大的威胁是火。二楼的厨房、火塘乃至煤油灯、电线老化，都增加了发生火灾的可能性，而村寨鳞次栉比的房屋则容易导致火灾范围扩大。据村里的老人回忆，新中国成立后，这里发生的大小火灾共有六起，以 1956 年、1959 年和 1963 年发生的三次火灾最为严重。1956 年的火灾，烧毁 100 多栋木房，烧死一人。1959 年和 1963 年的火灾，烧死两人，将三个鼓楼片区的 200 多户房屋，以及村民几乎所有的家当（包括稻谷、家畜）都烧成灰烬。

越来越多的年轻人倾向于砖房，新的房屋设计与城市住房无异，甚至也讲究"三室两厅两卫"的布局。我在村里观察发现，由于现在的住房更多是由外出务工的年轻人主导建成的，一些房屋的外观颜色不是整齐划一的（传统木房一般是木材自然色，或者涂上桐油，为亮黄色），出现了红色、青色、蓝色等不同的色彩，这彰显了年轻人的心态和个性。从外观和空间布局上看，村寨新建的房屋一般都宽敞明亮。一户仅有五个人的家庭（两位老人、一对年轻夫妇和他们刚上学的儿子），竟然盖了七层的楼房，每层都有 120 多平方米，如同一个小型的酒店一般，而水红色的外观让这栋建筑格外引人注目。当我们走进房屋调查时，家里只有两位老人，年轻人和小孩都去了城市。当然，和村里所有新建的楼房一样，它不是一年建成的，而是建一层，年轻人出去打工一年，然后回来再建一层。有时候，一幢楼房要持续好几年时间才能完成。如此大面积的房屋显示了主人的财富、地位以及未来可能的规划，比如，还会再生一胎或几胎；红白喜事的宴席不需要借用别人家的房屋，在自己家里就可以摆放几十桌。

传统的木房子其实没有"装修"这一概念。木房建起后，人们只将必要的家具搬入房内，顶多会在木板墙上钉钉子，挂些家庭照片和国家领导人的海报，就算是最简单的装饰了。而现在的房屋大多由家里的年轻人主导建成，家中的装修也主要由他们来决定。在外出务工赚取收入的同时，他们在学习城市的生活方式，甚至他们当中的某些成员在城市里做的就是建筑和装修工作。村里最早的一间全砖房是于2008年修建的。房主早年出去打工，赚了钱，就回村里盖了楼房。尽管房子建得早，但内部的装修不显得落伍陈旧。二楼客厅的地面上铺着白色的大理石地砖，靠墙摆放了浅灰色的软沙发，沙发上有配套的抱枕和沙发垫。沙发前放置了欧式风格的纯白色茶几，茶几的四个桌腿微微翘起，侧面还有精致的雕花；茶几上摆放着一台老式笔记本电脑和一瓶假花。沙发背后的墙上挂着一幅十字绣，绣着"家和万事兴"五个大字，背景是锦鲤、山水等中国画中常见的意象。正对着沙发的另一侧墙面旁摆放着一套电视柜和音响，墙上挂着一个大大的红色"福"字。

虽然村民们的新房屋在外观和内部装修上有了新面貌，但大多数家庭的新房屋仍延续着部分过去的安排，这体现在房屋布局和家务方面，他们受村寨生计模式和生活方式并未完全城市化、家庭结构以及长久形成的卫生习惯的影响。如前文所言，传统木房的一楼主要是圈养家畜的地方，它虽然契合了人们的生计模式，但卫生情况很糟糕，尤其是夏天，气味难闻，蚊虫滋生。新盖砖房的一楼已经不太适合圈养家畜了，人们要么不再养猪、牛、鸡和鸭，要么在过去的老房子里继续圈养。然而，新房一楼堆放杂物的功能并未改变。柴禾、农具、仪式用品、草药、粮仓、装修材料之类的一般仍然放在一楼，一些家庭还在一楼晾挂衣服。也就是说，农民的生计模式和生活方式并未完全城市化，尤其是留守在家的老人们还在从事基本的农业生产和劳作，这就要求仍然要在新的房屋里留出足够的空间放置一些跟农业生产和日常生活相关的物件。

村寨的空心化表明，这些新房屋的常住人口是老人和小孩。小孩的收拾观念尚未确立，新房屋有没有得到很好的安排，其实主要依靠这些老人们。这些经历过物资匮乏时代的老人们，大多养成了"占有"甚至"囤积"的习惯，而少有"舍弃"的观念。在他们看来，拥有的物品越多就意味着越有保障，现在不需要的东西，说不定之后哪一天就用上了。况且，家里房屋面积足够大，也有充足的空间来放置杂物。不止一位老人告诉我，年轻人（指家里的儿女）扔起东西来都很大方，觉得不好看、占地方的就扔掉，但老人常常舍不得。村里一家小卖部，由一位74岁的老奶奶负责照看。小卖部开在三层砖房的一楼，老奶奶的生活起居也都在一楼，她平时就坐在进门一侧的桌子（相当于收银台）后面，桌面十分杂乱，桌上放着废纸、菜刀、老花镜、手机、零钱、药瓶、缝纫机等各种杂物。身后的桌上放着电磁炉、锅碗瓢盆和牙膏牙刷，再往后是她的床，周围也摆放了很多杂物——有装得满满的纸箱、成捆的大棉被、从菜园里带回来的老南瓜、成袋的衣服，就连通往二楼的楼梯上也放满了各种杂物。

人们过去住在木房子里，地面和墙壁经过岁月的沉淀，都变为耐脏的深色，木板也会老化、变黑。这样住在木房子里的人不需要频繁地打扫卫生，即便打扫卫生，通常也只需要把垃圾和灰尘扫走，偶尔才拖地。然而，在装修现代化的新式房屋内，白色的墙壁、浅色的地砖和透明的玻璃窗都是"脏"的放大镜，这样房屋的卫生标准自然也提高了，"干净"意味着地面无尘、墙壁洁白、玻璃明净。新房屋由于不再圈养家畜，自然少了很多蚊虫和难闻的气味。然而，在较为体面的外在装修之内，我们看到，村民受生计模式、家庭结构和既往习惯的影响，仍然不能很好地归置房间的物品，很多家庭室内仍然呈现杂乱的状态。而问题的关键是，对于在此生活的村民来说，他们可能并不觉得这有碍卫生，反而觉得现在要比以前讲究多了。

五　房族关系

房族在侗话里称"补拉"，"补"是"父"之意，"拉"是"子"之意。但"补拉"不是单指以父子为核心的小家庭，而是指以父系血缘关系为基础的社会团体（石佳能，1993）。一般来说，每个房族都有一个年代久远的共同祖先，即最初在村寨里安家落户的创始人。即便是村里个别人数较少的外姓人家，为使自己有个"靠山"，也可以通过宴请某一房族的全体成员来加入这一房族。在上寨，我们看到，有时不同姓氏的家庭可以组成一个房族，如黄、粟和石姓为一个房族；有时一个人数众多的姓氏也可以分为不同的房族，比如，杨姓分为五个房族，分别为杨八十、杨四卜、杨二十九、上寨杨和美冲杨。房族内部严禁通婚。这就意味着黄、粟和石姓之间不能通婚，杨姓的不同房族之间可以通婚。

房族的功能强大，它贯穿于生产生活的方方面面，大体上涉及对外协调和对内管理两个面向。对外协调主要表现为调解本房族与其他房族之间的利益纠纷，维护本房族的尊严。对内管理主要包括四个方面的内容。首先是生产与生活上的互帮互助，包括鳏寡孤独者的赡养、家境贫困者的救济以及农忙时的相互帮衬。其次是劳动力的协调统一。一个家庭的力量是有限的，很多事情往往需要众人的力量作为支撑，而房族的作用在这方面就显得十分强大和明显。在村寨的很多场合都能够看到房族的身影，尤其是在红白喜事中，房族成员都义不容辞地扮演着帮工角色，而亲戚则扮演着宾客角色。再次是内部矛盾纠纷的协调，包括房族内部小家庭之间的利益纠纷以及小家庭内部的纠纷调解，如分家时的财产分割。在村寨，如果兄弟间不能友好相处，难以自主分家，那就由房族人来帮忙做公证，协调分家。这一般由房族中明事理、有威望的长者来协助处理。最后是大型活动的组织，以节庆活动为主。现在每到冬季农闲时分，村寨还会以房族为单位，组织房族内部的芦笙表演以及不同房族之间的芦笙竞赛。这些年每年农历正月初三举办的"月地瓦"活动，既有村委会的组织动员，也离不开房族的分工协办。但受新冠肺炎疫情影响，村寨的公共活动明显减少了。

上文提及，同一房族的认同来源是他们共同的祖先。上寨不同房族的祖先自不同地方迁徙而来，以江西、贵州、江苏、湖南为主。据村里的老人们介绍，石姓祖先是乾隆年间从贵州省黎平县水口镇安民村迁徙而来的；上寨杨的祖先系湖南人，杨二十九的祖先来自靖县，其余杨姓祖先均来自江西；陆姓祖籍江苏，在战乱年间迁往湖南通道，后在虾团寨安家落户，部分由虾团寨迁出；粟姓祖先来自通道牙屯堡的古伦寨；黄姓祖先自播阳镇迁徙而来，目前有30多户人家。

在上寨，每个房族都有自己的祖宗节和祖宗桥。祖宗节是每年固定的日子，这一天同一个房族的每个家庭都会祭拜祖先，然后家庭成员聚餐。比如，美冲杨房族的祖宗节时间为农历十一月初四，陆姓的祖宗节时间为农历七月十四，石姓的祖宗节时间为农历十月十一。在祖宗节当天，一些家庭会邀请亲戚朋友参加他们的聚餐。村里小河上的几座小桥，被认定为不同房族的祖宗桥。有些祖宗桥上还铭刻碑文，记述祖宗开山破土、定居此地的历史。按照传统，在祖宗节这天，房族的每个家庭都会拿些纸钱去祖宗桥上烧给祖先。我参加过几个房族的祖宗节。祖宗节现在已经随意很多，仅仅在家庭内部有个简单的祭拜仪式，然后就是聚餐，很多家庭不再前往祖宗桥祭拜了。

六　民间信仰

虽然上寨村民极为看重祖先，不仅有专门的祖宗节，还有祖宗桥，在清明节、春节等重要的日子也会祭拜祖先，但对祖先的崇拜，更多的是一种纪念，"是一种献祭仪式，是对家庭绵延不绝的意识"（杨懋春，2001：80）。或者如许烺光（2001：210）在云南大理研究中指出的那样，"对祖先的崇拜并非一种信仰。在同一种文化背景下，一种信仰常常为一些人所接受，而被另一些人加以否定。这里的祖先崇拜更近乎于一种日常行为"。与祖先崇拜近乎日常行为一样，上寨村民普遍测算"岁时"（看日子）。家里每有大事，如出远门、盖房子、小孩取名、婚丧嫁娶之类，都会看日子，选择一个黄道吉日。人们相信时辰有凶吉之分，选择一个与主人相生的日子，就会顺风顺水、一切如意。我在村里接触了两位风水先生，他们专门给别人选择黄道吉日。原先的道灵先生（专门负责安葬的仪式专家）去世后，现在村里的丧葬由两位风水先生主持。他们不仅要帮助主人家选择一个适合安葬的具体时辰（时间），而且要帮助死者在祖坟的范围内选择一块风水宝地（空间），以让死者安宁、生者昌盛。村里新建房屋越来越多，这些新建的房屋，在选址、门向、上梁等重要环节，都要请风水先生参与。虽然普通村民家里也有包含黄道吉日的老皇历，以帮助他们看看每日的凶吉，但像安葬、建房等大事，他们还是需要请专门的风水先生。因为风水先生不仅会测算"岁时"，而且能确定合适的方位，这是普通村民能力所不及的。

许多有关侗族的文献都可以说明，侗民有"祖母崇拜"，即"萨"信仰，有些地方还有飞山信仰。我确实在通道的其他村寨（如坪坦村）见到过专门祭拜"萨"的祭坛和飞山庙，甚至上寨附近的独坡村也有萨坛。但在上寨，只有老年村民还依稀记得村里曾经的飞山庙，它在"文革"期间被毁掉后，再也没有重建。有趣的是，这里的村民否认有所谓的"萨"信仰，村里也从来没有出现过所谓祭拜"萨"的祭坛。但我还是在村里几位"迷信头子"（负责破灾祛病的仪式专家）喃喃自语的仪式过程中，听到了他们向"萨"、飞山公请求助其一臂之力的话语。这只能说明，"萨"和飞山信仰在上寨虽然没有绝迹，但已不再属于普通村民的信仰范畴。在"文革"期间，村里的几处土地庙也被破坏。我在村里两处（原上寨和原下寨各一处）不显眼的位置，发现了用三块不规则的石板砌成的土地庙，里面错乱地放着几个用于斟酒的小杯，也有几炷没有烧尽的香歪斜地插在香土里。

在村里，人们谈论更多的是有关鬼的故事。驱鬼是很多仪式上和人们日常生活中的重要环节。这里的人们没有严格区分祖先和鬼（Wolf，1997），他们认为人死后都会变成鬼。鬼有善恶之分。那些非正常死亡的，比如难产死、车祸死、自杀死、溺水死、被人打死、客死他乡的，以及单身汉死后，都不可葬入祖坟，只是简单处理埋在村后的乱坟岗。他们不能接受子孙的祭拜，清明时节也没有子孙为其清理坟头的杂草和灌木。他们将变成孤魂野鬼，成为导致人间不得安宁的厉鬼。而那些正常死亡的、有子嗣的死者，死后也会变成鬼，但这些鬼不会给人们带来不利，因为他们死后仍然会被祭拜，他们的子孙还在人间，他们会保佑子孙繁荣昌盛。举办丧礼时，风水先生仍然要通过仪式（如喷水）将鬼驱除，以防主人家不安。起棺抬去墓地时，风水先生还需要最后一次驱鬼。他以手为刀，双手呈螺旋状上升，连续若干次，将鬼驱除（有关丧葬仪式的过程，详见附录）。村里的先生在举办其他仪式（如上梁、治病）之前，也会通过杀公鸡的方式驱鬼，因为人们相信，公鸡打鸣会赶走牛鬼蛇神，这样整个仪式才会顺顺当当。我在村里调查时发现，一些幼儿手腕或脚踝处戴着银饰或者栓有红绳的铜钱，父母们认为这样可以驱邪，让幼儿健康成长。

一位风水先生跟我说他自己曾两次碰到鬼。一次是在一个深夜，他从亲戚家做客回来，途经村中的小河。他明显听见河里面有人淘沙的声音。因为已经深夜了，村民是不会来河里淘沙建房子的。他驻足了一会儿，大声呵斥道："我不怕你，你现身吧。"等了一会儿，声音就不见了。他又继续头也不回地大步走回家。还有一次，是几十年前的事情了。那时他才刚刚结婚，20多岁的样子，一天他上山砍柴，看到一个影子在他前面。他能看见那个影子穿的是侗族服装，上身有七个扣子、三个口袋，他也看见了那个影子是一个死去好多年的村民。他当时带有鸟枪，于是就放了一枪。那个影子就不见了。除了风水先生外，我在村里调查时，还没有听说谁见到鬼。对于鬼，人们认为"请也不见来，送也不见去"。正如村里的一位仪式专家说的，"当人们健健康康的时候，他们不相信鬼，鬼也不会找他们，但当他们虚弱有病时，鬼也来了，他们自己也相信了（所以来找他做禳解仪式）"。

在简单介绍村寨的基本情况后，接下来，我将在上寨这一具体村庄中分析慢性病的发生过程、人们求医问药的具体实践以及他们与疾病共处的道德生活。它们共同构成了乡村慢性病人的患病经历。

第三章 生命历程

在新中国成立之后相当长的一段时间内，上寨常被传染病困扰。当时的集体劳作方式以及营养不良，无疑使传染病的传播速度更快。一位当年的赤脚医生①告诉我，他们那时的主要任务就是预防传染病和治疗常见病（感冒、腹泻之类）。一旦发现传染病苗头，赤脚医生就让卫生员去采草药，然后回来大锅煮药，分发给在田地劳作的社员们。当时流行的传染病主要是疟疾、肺结核、肝炎、脑膜炎、天花、麻疹、丝虫病等。一份 1965 年 8 月 30 日由播阳公社（上寨在 1958～1961 年隶属播阳公社，1961 年后隶属独坡公社）卫生所编写的《卫生员手册》，重点介绍了当时危害当地人民健康的最严重疾病（疟疾）及其防治办法，记载着"谷子黄、摆子（疟原虫）上床""谷黄无人收割、腹饥无人为炊"的悲惨景象。

在近 30 年的温饱生活里，村庄的疾病谱已经由过去的传染病和营养不良类疾病，逐渐转变为慢性病。2017 年，原下寨行政村的总人口约 1300 人，65 岁及以上的老人有 150 人（占总人口的 11.5%）②。其中，高血压患者 29 人、糖尿病患者 3 人，重型精神

---

① 全国的赤脚医生制度始于 1965 年。据村里老人回忆，上寨的赤脚医生制度始于 1966 年，一般一个大队配有一个赤脚医生、两个卫生员。赤脚医生主要负责看病、诊疗，而卫生员则主要负责医疗服务工作，包括采药、煮药以及其他公共卫生事项。

② 一般认为，当一个国家或地区 60 岁以上老年人口占人口总数的 10%，或 65 岁以上老年人口占人口总数的 7%，即意味着这个国家或地区处于老龄化社会。

病患者 5 人①。我走访的 60 岁左右的老人，也多抱怨说有关节炎、胃病、气管炎等慢性病。可以断言，在当下，以关节炎、胃病、气管炎、高血压为主的慢性病，困扰着村庄一半以上的中老年人。

在本章中，我将首先结合既有的文献分析建构出农村慢性病高发的解释框架，然后结合田野资料来展现这个框架的解释力。根据第二章有关上寨的描述，我们看到，上寨是一个少数民族（侗族）村寨，也是中国千千万万个村寨之一。上寨刚摆脱贫困，处于温饱有余的状态②。对于这样一个村寨，我们更多认为这里的村民会远离所谓的"富贵病"（慢性病），但上述数据说明，即使是在刚刚完成"脱贫摘帽"工作的村落，村民们依然受到慢性病的侵扰。本章的分析揭示出，处于从贫困走向温饱和富裕状态的村民，可能面对慢性病时更为脆弱，他们不仅深受"过度损耗类"慢性病的折磨，也面临着"过量摄取类"慢性病的困扰。

一　慢性病的社会类型学

根据第一章呈现的中国农村疾病谱的变迁历程，有三个相关问题需要解释：一是为什么传染病发病率在 20 世纪初期居高不下，20 世纪 70 年代末后开始下滑，当下基本保持在较低的流行水平？二是为什么某些慢性病（如关节炎、气管炎等）一直困扰着农村居民？三是以高血压、糖尿病、椎间盘疾病、脑血管病为代表的慢性病为何在 20 世纪 90 年代后尤其是 21 世纪以来逐渐成为困扰农村居民的主要健康问题？简言之，在农村疾病谱变迁的研究中，不仅要研究"变"，也要把"不变"纳入思考的范畴。

---

① 这份数据来自原下寨卫生室。村医坦言，实际的患病人数要比统计的数据多，因为这些数据仅限于那些前来卫生室看病的村民，他们是被检查患病后登记入案的。

② 在国家精准扶贫政策的支持下，2017 年全村人均可支配收入为 3080 元，2018 年底全村已经完成"脱贫摘帽"工作。

已有的文献和民族志资料显示，大规模的传染病在采集社会甚少发生，它更偏爱于农业社会及之后的社会形态（麦克尼尔，2010；戴蒙德，2006；赫拉利，2018）。这可能由于采集社会里人口规模较小，即使发生了传染病，待这些小群的宿主死亡后，传染源也就消失了，不会导致传染病的大规模流行；也可能由于人群频繁迁移带来的卫生优势，比如，人、动物的粪便不会因长久堆积而滋生病菌；还可能由于人们的营养优势，与我们假想的不同，采集社会可能是萨林斯（2009）所言的"原初的丰裕社会"。关于非洲昆人的饮食研究表明，他们的主要生计模式是采集狩猎，其人均摄入的卡路里和蛋白质都超过了世界卫生组织推荐的摄入量，他们的饮食结构基本符合现代营养理念。昆人的饮食结构，再加上悠闲的生活节奏，让他们免于我们社会常见的慢性病。他们的威胁来自高的婴儿死亡率（主要是由没有合适的助产手段导致的婴儿感染），但一旦度过了孩童时期，他们的预期寿命也可达55岁以上（肖斯塔克，2017：24）。

农业社会的出现及现代化过程为传染病和慢性病的大规模流行提供了历史性条件。这些历史性条件包括：人口规模扩大和人际交往频繁为传染病的大规模流行提供了现实基础，驯养动物导致人畜共有疾病传播，水井和人畜粪便接触导致病菌传染，营养不均衡（以碳水化合物为主）、两极分化、过度劳累等引起营养不良和慢性疼痛，当下工业社会的久坐、缺乏运动、营养过剩、高糖饮食的生活方式引发肥胖和慢性病。诸多学术研究也表明，健康和疾病与人们出生、成长、生活、工作、医疗等环境密切相关，这些环境受到全球、国家和地方有关金钱、权力和资源分配的影响，从而导致国与国、国家内部以及人与人之间的健康不平等（焦开山，2014；王甫勤，2011；贺寨平，2002）。如此描述，并不是让我们回到采集社会中，而是在强调传染病和慢性病作为生物性疾病，实则具有深刻的历史和社会根源，它们是生物－社会文化交织的结果（Lock & Nguyen, 2010）。

　　在传染病的防控上，政治的稳定和经济的发展以及更直接的公共卫生（尤其是免疫接种、改厕改水、母婴保健等）和个人卫生的改善、足够的营养供给等都起到了尤为关键的作用（余新忠，2001；曹树基，2006）。新中国成立后的一系列有关传染病的制度和规范的落实，使传染病发病率在20世纪70年代后大幅下滑，某些传染病（如天花、霍乱、鼠疫等）基本被消灭，诸如艾滋病、"非典"等新型传染病得到有效控制。

　　在慢性病的发病机理上，遗传和基因是可能的原因之一，其共同风险因素在于烟草使用、不健康饮食、身体运动缺乏和有害使用酒精等生活方式问题①。然而，慢性病在不同时代、城乡之间的不均衡分布提醒我们，它的分布与不同时空下的社会情境相关。我并不满足于将慢性病简单地看成生活方式转变的结果，因为这样既没有区分不同类型的慢性病，也极易将慢性病的发生看成个人行为的产物，而忽视了慢性病的社会文化过程，以及这些社会文化过程与身体之间的内在联系。

　　第一章的文献述评告诉我们，人类学（尤其是医学人类学）对生物-社会文化整体性的强调为我们重新审视慢性病的发生过程提供了可能的路径，从而帮助我们揭示慢性病流行和分布的政治经济、社会、文化、心理、身体因素之间复杂的动态关系（Xiao & Kohrman，2008；Mendenhall et al.，2010）。我曾以糖尿病为例，列举了探讨慢性病发生机制的两种视角：一种指向"甜蜜的生活"，另一种则批判"社会的苦难"。它们看似矛盾，实际是从不同层面探求疾病发生的过程。"甜蜜的生活"侧重于身体面对现代生活方式的不适，而"社会的苦难"则指向这种不适背后的社会根源。两种视角都承认，慢性病是生物-社会文化的错位，是人们过往生命历程（或甜蜜或苦难）累积的结果。这启发我们，在

---

① 陈冯富珍：《预防是攻克非传染病的最佳选择》，https://www.who.int/dg/speeches/2010/ncdnet_forum_20100224/zh/，最后访问日期：2018年12月7日。

探求中国农村疾病谱中慢性病的发生过程时，在医学人类学的整体关怀下，仍需借助生命历程理论理顺生物-社会文化错位的不同类型，以及它们可能存在的内在关联。

研究生命历程的学者通常将个人自传性的经历和事件放在他们所生活的历史时间和空间背景下分析，以期寻找一种将生命的个体意义与社会意义相联系的方式（李强等，1999；包蕾萍，2005；郑莉、曾旭辉，2016）。将生命历程引入健康和疾病研究中，已经成为研究者评估患病风险和健康不平等的有效路径（Lynch & Smith，2005；Mayer，2009）。比如，有研究发现早期的不幸会持续地给健康造成影响，即使人们后来经历了向上的社会流动，这种负面效应也持续存在（石智雷、吴志明，2018）；贫困经历会产生劣势积累，加大了农村老年人口的健康风险（孙文中、刁鹏飞，2018）。这些研究表明，在分析健康或疾病的发生过程时，不仅要关注当下的健康或患病状况，而且要把视角延伸到人们过往的尤其是早年的生命历程，因为成年期的健康或疾病可以视为生命历程中一系列有利或不利事件、经历累积而成的结果。

将医学人类学对慢性病的探讨和生命历程理论对疾病风险的研究结合起来就会发现，在慢性病的形成过程方面，我们不仅要关注人们早期的"苦日子"，也要关注生计转型之后"好日子"带来的不适。下文的案例分析表明，"好日子"不能抵消过往的苦日子，甚至会因为过往的经历导致另一种生物-社会文化的错位。具体来说，在中国的农村居民尤其是中老年人的生命历程中，早期经历的"苦日子"（如贫困、饥饿、劳累等）对身体造成了过度的损耗，随着年龄的增长，身体的病变（如关节炎、椎间盘疾病等）日益凸显，此乃早期经历的身体呈现（embodiment）[①]；而生计转型带来的物质资源的丰富并没有抵消早期经历带来的不幸，

[①] 有关 embodiment 或"具身化"的讨论，可参考余成普，2016a。

它使身体消耗的减少和身体摄取的过量（高糖、高盐、高脂肪的饮食，久坐、少运动的生活方式等）同时发生，这给遭受长久饥饿和劳累的身体带来了另一种错位，以高血压、糖尿病、脑血管病为代表的慢性疼痛是这种错位的体现。

　　这里权且把由"苦日子"导致的慢性病称为"过度损耗类慢性病"，把物质资源丰富后的慢性病称为"过量摄取类慢性病"。这种划分不是为了表明它们的分割，因为从根本上说，"过量摄取类慢性病"看似源自当前"甜蜜"的生活，实则是"甜蜜"的陷阱，它反观了过往的生命历程。相对于疾病的生物类型学，生命历程观照下的疾病划分不仅显示了生物－社会文化错位的不同类型及关联，也让我们看到了这种错位与人们生命历程和社会情境的关系。相对于社会学家常用的健康自评量表以及将疾病作为一个整体，这种划分表明，不同的生命历程不仅导致健康的不平等，而且直接导致不同疾病类型以及多类型疾病的共存状态。图3－1完整地呈现中国农村疾病谱变迁的解释框架，亦将传染病与公共卫生和个人卫生的关系呈现出来。

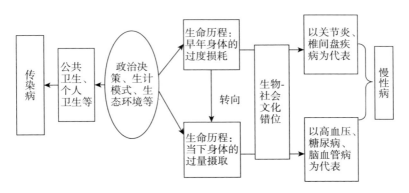

图3－1　中国农村疾病谱变迁的解释框架

　　本书将疾病尤其是慢性病置于社会环境与身体互动的背景之下，认为慢性病的发生归根结底是身体与社会文化的错位，而人们过往生命历程中的事件和行为导致了这种错位的发生。在生命历程视角下，我将慢性病划分为过度损耗和过量摄取两大类型。

中国农村居民，尤其是中老年人，大多在他们的生命历程中经历过这两种状态，这导致他们不仅深受过度损耗类慢性病的折磨，而且面临着过量摄取类慢性病的威胁。本书在疾病社会类型学基础上的分析框架，有利于展现疾病的发生与人们生命历程的关系。这种生命历程不仅包括已有文献强调的早年的不幸，也包括当下的"美好生活"。这种分析策略通过患者及其家人的叙述以及民族志资料来呈现社会因素、生命历程和疾病之间的关联，让我们在看到定量的数字之外，触及人们的主体性表达和社会文化的整体性。

需要注意的是，疾病（谱）的复杂性和中国农村的多样性不言而喻，这就预示着没有任何一个简单的模式可以解释所有农村的疾病格局。首先"农村"并非一个均值的概念，《中国卫生统计年鉴》①及《中国卫生服务调查》注意到不同地域农村的差异性，大致将其划分为东部地区、中部地区和西部地区的农村或是按照经济发展水平高低排序的一类至四类农村②。上文的解释框架并不适合所有具体的农村，仅为研究农村疾病谱的变迁提供一个可参考的路径。这个解释框架源于农村疾病谱的变迁数据及对疾病的重新分类，其目的并不是要解释具体的疾病，而是仅就疾病谱（作为整体的疾病格局）的变迁做出初步探索，仍有许多重要的问题需要多学科的参与和研究。比如，对不同类型农村的疾病谱的比较研究；进一步探求生物－社会文化错位的微观机制，为疾病的防治提供更明确的策略；人口学及其他变量下患病率的统计分析。总之，农村疾病谱的研究为我们开辟了一个观察社会文化变迁与疾病格局的窗口，它需要不同学科相互合作，共同为把握其

---

① 2018 年改为《中国卫生健康统计年鉴》。
② 1993 年、1998 年、2003 年和 2008 年的中国卫生服务调查把农村分为四类：一类相当于富裕农村，二类相当于小康农村，三类相当于温饱农村，四类相当于贫困农村。2018 年的《全国第六次卫生服务统计调查报告》将农村分为东部、中部和西部农村。

中的逻辑和机制提供洞见，为中国农村的健康事业贡献学术力量。接下来，我将尝试在上述解释框架下，结合民族志材料，展现上寨慢性病发生的历史过程。

二　过度损耗类慢性病

（一）饥饿及其长期效应

正如第二章所介绍的，侗族的传统建筑是干栏式的木质房屋，多为两层，条件好点或者人口多的家庭才有三层。一楼是杂物间，也是圈养家畜的地方；二楼是厨房、餐厅、卧室和客厅。如果有三楼，那么卧室自然就在三楼了。传统木质房屋有很多优势，如通风好、干燥、建筑成本相对低廉等。所以即使现在很多家庭盖上了砖房，一些老人还是怀念过去的木房子。与砖房相比，木房的最大威胁是火。二楼厨房、火塘，乃至煤油灯、电线老化，都增加了发生火灾的可能性，而村寨密密麻麻的房屋则容易导致火灾范围扩大。据村里的老人回忆，新中国成立后，村里发生的大小火灾共有六起，以 1956 年、1959 年和 1963 年发生的三次火灾最为严重。1956 年的火灾，烧毁 100 多栋木房，烧死一人；1959年和 1963 年的火灾，烧死两人，将三个鼓楼片区的 200 多户房屋及村民几乎所有的家当都烧成灰烬。这些惨状，当年经历过火灾的老人们依然历历在目。一位 77 岁的老人指着自己的木房子告诉我：

> 你看我们这些木房子，都是（20 世纪）五六十年代建立的。那时候一把火把我们寨子烧得差不多了。房子烧掉了，粮食也没了。我们没住的，也没吃的。就住在寨子其他亲戚家，去播阳（公社）找亲戚借（粮食）。我们太难了。（20180803 杨志爷爷）

　　所谓祸不单行，与 20 世纪 50 年代末到 60 年代初的三次火灾并行的，是农业集体化、"大跃进"时期村寨粮食产量的不足（刘愿，2010；曹树基，2005）。和中国大多数村庄一样，上寨村民经历过农业生产的互助组（1954 年前后）、初级农业生产合作社（1955 年前后）和高级农业生产合作社（1956 年春）之后，在1958 年开始走向人民公社的完全集体化时代，开始了"大锅饭"的生产生活模式（1961 年下半年集体食堂又下放到家庭）。农业集体化时代的劳动积极性和效率问题自是粮食问题的一个方面，更为要紧的是，为了支持国家的"大跃进"式的建设步伐，上寨抽调了精干的年轻劳动力去支援附近县镇的建设（主要是铁路建设、修公路、栽树、钢铁生产和采矿）。村里抽调了大量的劳动力外出，而这些劳动力仍然需要在本村拿工分、分口粮。也就是说，参与生产粮食的是中老年村民，而参与分配粮食的则是所有的劳动力（包括外调人口以及村里的五保户）。加之当时种植的粮食是老品种，亩产还不足 300 斤稻谷。在先国家（国家粮）、后集体（储备粮）、再个人的分配体系下，每个人口实际上只能分到很少的粮食，难以糊口（石佳能等，2011：109）。当时整个公社的年人均口粮在 160 公斤左右。也就是说，每人每天不到一斤粮食。由于没有油水，加上繁重的体力消耗，这点粮食人们根本吃不饱。80 岁的杨奶奶曾担任村里的卫生员和接生员，她回忆说：

　　　　在大集体时期，我们三个食堂（相当于三个村民小组）一年才出生两个小孩，因为营养不良，妇女都生不出小孩了。那时候一个人一天还分不到一斤粮食，（一个）小孩二两（粮食）。小孩吃不饱，就吃大人的。大人还得劳动，饿得很。当时没有什么菜，没有什么油，也没有盐，所以一顿吃一斤米都吃不饱。不像现在吃得很少，菜多，油也多。那个时候，村里的高血压很少见，可能也有，但当时没有仪器测出来。当时更多的是腰痛，主要治疗措施是用针，就是针灸。另外，就是营养不良的干瘦病和水肿。（20180804 杨颖奶奶）

一位 70 多岁的老人也回忆说：

（我）15 岁就开始劳动，拿五个工分。（19）58 年下半年到（19）61 年的大锅饭，每顿才有二三两饭，还干活，吃不饱。没吃的，就吃树根，后来连树根也没法吃了。到（19）81年包产到户之后，生活才慢慢好起来。（20180803 石龙爷爷）

"大锅饭"只进行了三年左右时间，而后重新将粮食分配到各家，但集体化的劳作方式和粮食品种的限制，仍然没有改变人们的饥饿状态。长期的饥饿不仅导致营养不良类的身体疾病（水肿、干瘦病等），造成肠胃紊乱，降低了妇女的生育能力，也使人们在其他疾病面前不堪一击，遭遇死亡的风险。

1981 年上寨包产到户之后，"生活才慢慢好起来"，村民的吃饭问题慢慢解决了。然而，饥饿和饮食不规律并没有远离这个村寨。在上寨，每家每户的田地都离村寨有步行一两个小时的路程。比如，在秋季的农忙时间，人们早上五六点起床，吃点油茶泡饭，中午带点干粮就上山了，晚上回来时天色已晚，回到家烧饭吃完，已经八九点了。一些村民告诉我，有时候他们中午不带饭，等把活干完了，再回来吃午饭。这时候差不多是下午四五点了。这就是说，村民的饮食不是相对固定时间的一日三餐，而是要根据劳作的进度来安排。

这种饮食习惯延续到当下。我在村里调查，同样发现人们的饮食时间极为不规律，甚至很难判断人们吃的是早饭、午饭还是晚饭。有时候晚饭也要在九点之后才开始。我们每次到达村寨的第一天都能体验到这种饥肠辘辘的感觉。2013 年我们首次进入村寨时，第一天晚上村委会邀请我们一起吃晚饭。我们是中午后到达的，整理好床铺，打扫完卫生，是下午五点多。其实经历一天的劳顿，大家既疲倦又饥饿，只想早点吃饭，洗洗睡觉，一切都从明天开始。我们住在村里的小学，吃饭也在学校的食堂。同学们去食堂打探几次，都没发现有人烧饭，不禁有些疑惑。一直到晚上八点，一个阿姨才到厨房，准备饭菜。好在她年轻、手脚麻利，晚上九点左右，几大盆菜就已经摆好了。共三桌，每桌四盆菜，分量足，既节省了菜碟，也节省了烧菜的时间。到晚上九点半，村干部才到达学校与我们共进晚餐。

要知道，对于我们在学校工作和学习的老师和学生来说，上课、吃饭和休息时间都相对固定。学生有时候下午五六点就吃晚饭了，因为有的学生晚上七点还要上课，有的吃完饭就可以上自习或者做其他事情。我的家庭也基本沿袭了学生时代的生活习惯，晚上六点多就开始吃饭。那次晚餐，同学们太饿，没几分钟，就狼吞虎咽地吃完了，然后排队洗澡，早早休息。两位老师和村干部把酒言欢，一直到晚上十一点才结束晚餐。

我们开始还疑惑，是不是我们不受待见，所以村干部才迟迟不来吃饭？但酒桌上，我们又谈得那么愉快，对方丝毫没有不欢迎我们的意思。一直到我们在村里调查几天后才知道，村民们晚上九点多吃饭是常有的事。只是我们习惯了六点左右吃饭，而这个时间他们还在田间地头或者回家的路上呢！2017年及以后我们再来上寨时，由于有了第一次的经验，我早早地告诉同学们，一是到达当天中午要吃饱，二是准备点零食，不然到时饿得慌。果不其然，年年如此。我们请了专门的烧饭阿姨，是按照学校的制度化时间，早上七点、中午十二点、晚上六点用餐的，而村民的用餐时间则是生存、生活的时间，没有那么严格守时。

村里一位50余岁的妇女向我诉说她时常胃痛，不得不经常去村卫生室买药。她坦言，她的胃病都是"饿出来的"。最近几年，和村里的很多妇女一样，她大部分时间都去邻近的广西帮人采茶，每天收入 50~100 元。由于家里没有摩托车，她每天早上都要五点多出发，步行一个多小时到达茶园，天黑才返回。对于这些妇女来说，采茶就好比参加劳动竞赛一样，大家都想每天多采点，可以多挣一点钱。虽然中午她带了饭菜，但经常是下午三点多和村里的妇女一起吃饭。"其他人都没吃，自己一个人吃也不好。"虽然很饿，但看到其他妇女没有吃饭，她自己先吃，总有一种愧疚感。她说："这段时间，在家里，胃就好一些。出去干活，就痛了。"这位妇女的胃病可能是由长期饥饿导致的。这种长期饥饿不是由大集体时代的粮食缺乏导致的，而要归因于她长期形成的不良饮食习惯，这与部分家庭生计仍然艰难以及村民的劳动态度有关。

2021 年暑假的一个晚上，我饭后在村寨散步时再次见到她，她和几个妇女在一处屋檐下有说有笑。她说刚卖完茶叶（采自自家茶园）回来，先休息休息，再回去烧饭。我告诉她，我前几年去过她家，还知道那时候她经常胃痛。她很诧异我的记性怎么这么好，殊不知我是经常在读他们的经历和故事（田野笔记）的。她现在胃也不好，没去广西采茶，在自家茶园里就没那么辛苦，但晚上回来还是要歇歇脚，然后才回去烧饭。

上寨村主任（2021 年不再担任村主任一职）也向我抱怨胃痛的问题。我起先以为这是他不想喝酒的借口，但其他村民都说，他前段时间去了广西的一家医院住院多日，也是治疗胃病。他告诉我自己的胃病一方面是由于年轻时候的饥饿，另一方面是由于自己过度饮酒。他出生于 20 世纪 60 年代末，20 多岁就开始在村里做黄牛生意。上寨隔壁的独峒镇有远近出名的黄牛交易市场。他回忆说，那时经常是早上四五点出发，牵着牛去独峒，中午十一点才到黄牛交易市场，要是交易没达成，下午还得把牛牵回来。当时交通不方便，沿途也没有商店，都是自己带点干粮，饿了就吃一点。长此以往，他的胃功能很差，经常消化不良、胃胀气，人也很消瘦。后来，一个朋友在广东承包了工程，邀请他去开挖掘机，他去干了几年。那段时间，他吃饭很规律，到时间就吃饭。他笑着告诉我，那几年身体很好，感觉都胖了一些。但最近十年，他回到村里当了村干部，各种应酬增多，有时候空着肚子也去喝酒，这使本来就脆弱的胃"雪上加霜"，前段时间胃出血，他不得不去住院。这次他因为胃出血住院的事，全村皆知。所以当他不再喝酒时，也就没有人强求他喝酒或者劝酒了。

上文（文献述评）指出，按照生物学家的研究假设，长期的饥饿不仅会导致短期内的营养不良问题，或是伤及消化系统，而且会带来长期的身体效应。"节俭基因"假设认为，在采集狩猎时期，食物不能长期保存，供应也具有不确定性，这样那些能最大限度地有效利用食物的人群方能继续生存。经过基因的反复选择后，能够生存的人群具有了"节俭基因"。但当食物不再短缺、变得稳定且异常丰富时，那些已经形成"节俭基因"的人群就很容易肥胖，患各种慢性病的风险增加（Neel，1962）。"节俭基因"假设着眼于人类进化与疾病的增长，而与之相关的"节俭表型"假设则直接聚焦个体的生命历程与健康之间的关联。持这一假设的学者将研究转向胎儿的微观生存环境上，认为胎儿在子宫内的营养不良，将增加成人后患慢性病（如糖尿病）的风险（Hales & Barker，1992）。如果上述假设成立的话，那么它实际上提供了当下乡村慢性病快速增加的生物 - 社会文化交织的微观机制。从长期的饥饿和营养不良状态，转向当下的饮食无忧、过量摄入、少量消耗的时代，看似是生活的甜蜜，实则会导致身体在短时期内难以适应过量增长的营养供给。下文讨论的过量摄取类慢性病则是这种身体不适的可能结果之一。

（二）过度劳累的累积后果

人们在叙述过去的苦难岁月时，往往把饥饿和劳累联系在一起。和全国大多数村庄一样，在集体化时期，上寨的每个家庭都被分配到不同的生产队里。原上寨大队包括十个生产队，下寨大队也有十个生产队。在日常的劳动中，每日的工作都由生产队长在前一天安排好。出勤的村民会拿到工分。一般成年男人一天十个工分，妇女八个工分，8~12岁的小孩2~5个工分。村民们说，在集体化时期，虽然存在出工不出力的情况，但多数村民还是老实本分、卖力干活。在人们的记忆中，一年四季，除了下雨、下雪，基本上都会安排农活。

60多岁的石根爷爷经历了大集体时代。他现在身体大不如前，腰痛一直折磨着他。最近几年，他左腿的膝关节也开始痛了，尤其是天气变化时，疼痛更为明显。石爷爷回忆起自己的青年时代，觉得太辛苦了。

> （我）六七岁的时候，就用小竹桶挑水，然后回家倒到缸里。那时候四个生产队共用一口老水井，要是去晚了，就没水了。为了挑够一家人一天用的水，有时候（凌晨）四五点就起床挑水。在大集体时期，白天放牛、割草，算1~2个工分。一年下来，除了冬天时候农闲一些，其他时间队长都会分配工作，（像）种田、除草、放牛、补田埂、上山砍树这些。（20180812 石根爷爷）

长期持续的劳累带给身体的损伤，在人们年轻时不曾察觉，但随着年岁增加，一些病变就显现出来，腰痛、关节痛可能是这种长期劳累的苦难岁月在人们的身体上留下的痕迹，或者说这是一种苦难的具身化过程。村里一位70多岁的老赤脚医生告诉我，他随儿子去外地旅游，很少看到城市的老人有驼背的，而这在他所在的村寨里则是司空见惯。他感叹道：

> 主要是太辛苦，又吃不饱。（身体）就像一台机器，每天

运作，但不给加油，也会坏的。我们这里（患）风湿病①（的）很多，很多老人都有风湿病、关节痛。他们从小就担负太多，太累了，白天出去干活，晚上回来还得担柴。那时候家家户户都养牛，每天还得给牛割草，一天搞好多次。那时候一天走路走很远的，挑个担子要走几十里路。（驼背）还是（因为）劳动过度、劳损、关节神经受累。（20170724 杨玉爷爷）

如果说集体化时期人们不仅吃不饱，还要承担繁重的体力劳动，加大了对身体的摧残，那么1981年村里包产到户之后，情况是不是有所改变？很多村民坦言，包产到户尤其是村里引进杂交水稻之后，粮食产量大幅增加，困扰人们的吃饭问题解决了。然而，温饱问题的解决并不代表人们辛苦程度的减轻。村里的老人们感谢党和国家包产到户的政策，让农民真正地有饭吃。与过去"大锅饭"的相对平均主义相比，包产到户在于调动各家各户的劳动积极性，游手好闲、好吃懒做既遭村民鄙夷，也注定他们自己过着穷苦的、让人嫌弃的生活。正如一位村民所言：

> （包产到户后），自己扒（干活），才有饭吃；加油干，才有饭吃。（对于）包产到户，老百姓举双手赞成，但是懒汉反对。村里有个老人家跟我说，他不喜欢包产到户，过去大集

① 虽然风湿病、关节炎在生物医学中有自己的界定，但关于风湿病、关节炎等身体损耗类疾病的医学归因是含糊的。在上寨，人们试图从生计模式上寻求此类疾病的原因，甚至会"望文生义"，从"风"和"湿"本身去理解。比如，有村民告诉我，风湿病是由于他们在每年农历二月天气还寒冷的时候，就开始下田干活了，耙田、翻土。下田干活时，他们通常卷起裤腿，赤脚浸泡在水里，身体吸收了湿气；上田后，他们也经常不会把裤腿放下来，身体遭遇冷风。长此以往，风湿病就产生了。还有村民说，他们在山上干活时，中午犯困了会躺在地上睡一会儿，这也吸收了泥土的湿气，对身体不好。这些朴素的解释虽然与医学解释大相径庭，但反映出对于身体的病痛，普通村民试图从自己的日常生活中寻求可能的归因，尤其是在现代医学既没有给他们的疾病以确定的归因，也没有给予他们合适的治疗手段的时候。

体时，他们家怎么也能领点口粮，杀猪了也能分点猪肉。现在什么都没有了，有时候河里有条死狗、死鸡，村民就让他去拿。那都是别人不要的，给他。（20180813 杨加爷爷）

也就是说，过去干多干少一个样的集体化时期，存在出工不出力的情况。然而，包产到户之后的激发村民的积极性，就是要求每个家庭更加投入地参与农业生产。作为中华民族的美德，勤劳致富再次成为人们辛勤工作的动力。这在传统农业生计里，其实就意味着身体的更大付出。68 岁的杨辉爷爷（2021 年去世）最近几年关节疼得厉害，有时候根本下不了床，不得不三天两头去村卫生室打止痛针。说起包产到户之后的家庭生产，他一个劲儿地摇头。

辛苦得很。我们家的田靠近虾团寨（隔壁村）了，走路要一个小时。在抢收的时候，连饭都顾上不吃。要把稻挑回来，假如下雨了，稻会长芽，一家人的口粮就完了。那时候没有公路也没有车，什么都是靠肩膀。我年轻的时候，一个人可以扛 200 斤。我们家盖房子的木头，都是靠人力扛下来的。那时候还得放牛、割草。一年四季，没什么闲的（时候）。现在年纪大了，腿也疼，走 100 米就要歇一下。现在做不了什么了。（20180810 杨辉爷爷）

人们在饥肠辘辘之际，哪怕是付出一点体力，都可能觉得是对身体的莫大消耗。而在解决温饱问题之后，村民的劳累则主要归结于传统农业生计模式带来的身体消耗。一首当地侗族民谣总结了人们一年的农事安排（亦可见第二章的表 2–1）。

正月砍柴堆放，二月翻地畬荒，三月浸种下秧，四月耙练田塘，五月耕牛催膘，六月薅棉薅田，七月修割田坎，八月铲

油茶山，九月铡禾上晾，十月放禾归仓，冬月修补田塘，腊月
齐家欢畅（石佳能等，2011：86）。

可以看出，在一年12个月中，除了寒冬腊月稍有休闲外，其
他月份都被各种农事填充。传统的犁田、耙田以牛耕为主。假如
我们计算养牛的付出就会发现，除了冬天牛吃稻草外，其他月份
家庭都需要一个单独的劳力，风雨无阻地给牛准备草料，这是一
个巨大的体力付出。可以肯定地说，如果农村的生计模式不改变，
不引入机械化种植技术，那么即使种田可以养活一家人，其辛苦
程度也不会随着温饱问题的解决而减轻。长久的重体力劳动实际
是对身体的持续消耗，而腰痛、关节痛则是这种持续消耗的累积
结果。从采集社会过渡到农业社会，不是人类的解放，而是人类
被长久地束缚到各种农事安排中。古人类学的研究也发现，人类
进化到农业社会之后才出现诸如椎间盘突出、关节炎等疾病（赫
拉利，2018：78）。

需要特别提及的是，女性的重负问题。先说一个挑粪与劳动
分工的问题。家畜和人的粪便是上好的有机肥料。然而，挑粪的
工作，男人是不愿意去做的，他们认为这是一件晦气的事。懂得
规矩的妇女也不会让男人去挑大粪，否则不仅家里的男人会被别
人笑话，妇女也会被指责说不懂规矩。我在村里调查时经常看到
驼背的妇女用单薄的身子挑着大粪去菜地，而她家的男人则可能
此时正在鼓楼和别人闲谈。虽然鼓楼并没有明说妇女不可入内，
但我在日常走访中，很少看到妇女在鼓楼歇息。村民对此的解释
有二：一是妇女很忙，几乎没有休息的时间，有点空闲，也就在
自家门口坐坐；二是男人们经常在鼓楼休息，讨论的话题都是村
寨琐事、迷信故事，偶尔也说一些荤话，这样妇女在鼓楼就显得
很不合适了。

农业的集体化和包产到户后的农业生产，对于女性而言，不
仅将她们从户内转向户外，还增加了她们的劳动量。她们与男人

一样参与户外劳动，传统性别分工的角色并未改变或由他人分担（郭于华，2011：127~138）。村民们也承认，女性比男人要承担更多的劳动①。一些老年妇女至今仍然记得她们年轻时背着孩子在田间地头劳作的情景。一位 86 岁的老人向我讲述她年轻时候的苦难岁月。她共生了七个孩子，四男三女。她虽然没有上过学，但由于经常看电视，能够用普通话交流。她说：

> 年轻时候真是苦。那个时候吃不饱，小孩多，大人一天才有半斤口粮。我老公是大队书记，我们要带头办集体，不能做私活。吃不饱，就吃野菜。家里小孩，老大（大女儿）大一点，就带老二（二儿子）。我去地里干活，怀里抱一个，背上还背一个（苦笑）。现在条件好了，自己的身体也不行了。我的腰不行，有高血压，还有糖尿病。现在每天早上吃一粒降压片（复方地巴唑氢氯噻嗪胶囊），晚上吃一粒降糖药（盐酸二甲双胍片）。平时也吃补钙的药。活到 80 多岁，也活够了（笑）。（20180725 潘家老太太）

妇女的辛苦，也反映在村民们讨论外出务工和外来媳妇的主题上。20 世纪 90 年代之后，外出务工成为村民主要的生计来源。年轻人，无论是男性还是女性，都是这股外出大军的一部分。村里的女孩们，在初中毕业甚至尚未毕业的情况下，就跟随自己的亲友外出闯荡了。我在村里调查家庭结构时发现，不少家庭的女孩去外地打工后，就嫁到其他省了。女孩子的外嫁直接影响到本村的婚姻状况。要知道，在老一辈那里，本村是他们最基本的通婚圈。当然，村里也有男青年打工带回了媳妇，村里有广东、广

---

① 国家卫生服务调查特别列出了性别变量。统计发现，在很多慢性病的患病率方面，女性高于男性。详见 1993~2013 年的《国家卫生服务调查分析报告》，国家卫生健康委员会官网，http://www.moh.gov.cn/mohwsbwstjxxzx/s8211/list.shtml，最后访问日期：2018 年 12 月 6 日。

西、河南乃至内蒙古的外来媳妇。个别外来媳妇在村里的长久交往中，学会了本地的语言。我注意到，村里也出现过外来媳妇没住多久就偷偷跑掉的案例。在村里，男性假如到 30 岁还没结婚，那么找到媳妇的可能性就非常小了，基本被列入"光棍"之列（或者说是"光棍"候选人）。在这个近 3000 人的村子里，据村民估计，有 200 多个"光棍"。这势必会影响到村寨的家庭结构、人口繁衍、养老保障乃至社会治安。对此，有村民评价说：

> 我们这里的小姑娘出去打工后，都不愿意回来了。村里的女孩子越来越少。嫁到这里的妇女，来了之后才知道这么辛苦。有些有了小孩，后悔莫及；有些连小孩都不要，就直接跑掉了。（20180801 某村民）

在村里，妇女们除了参与重体力劳动（上山砍树、扛树、挑柴、割草、插秧等）外，还得做其他工作，如照顾小孩、洗衣烧饭、喂养家畜、挑粪种菜、织布织锦等。忙碌一天后，男人们还可以去鼓楼抽抽烟、聊聊天，而妇女们则要为一家人和家畜准备食物，甚至当男人、小孩都休息了，她们还要在昏黄的灯光下织布织锦，为一家老小的服饰和家庭仪式用品①做准备。我在村里调查时发现，很多老年妇女脊柱变形，腰没法伸直，走路时上身和两腿几乎成直角状态。她们的重负不仅通过言语表达出来，还通过身体得以直接呈现，让我们看到性别分工和生计模式对身体产生的深远影响。

---

① 在侗族的婚丧嫁娶中，侗布、侗锦都是必不可少的物件。侗人喜欢穿侗布做成的衣服，他们觉得夏天透汗、冬天保暖。所以一家老小的衣服也都交给妇女去准备。过去，人们种植棉花，用棉花织布，然后染布，做成衣服。现在布料一般都从集市上买回，但染布（农历七月到八月）和制衣的工作仍由妇女完成。在日常生活中，他们的服饰和我们无异，但在重要的庆典仪式上和婚丧嫁娶等日子里，人们尤其是妇女和老人，还是喜欢穿侗族的传统服饰。

三　过量摄取类慢性病

（一）　生计、交通与身体惰性

和中国大部分村庄相似，人们的生活真正好转，是在 20 世纪 80 年代初实行包产到户之后。在劳动积极性提高以及水稻亩产量增加的前提下，饥饿问题渐渐离村庄远去。虽然饥饿已经被温饱所替代，但农村繁重的体力劳动一直到 20 世纪 90 年代才渐渐缓解。这得益于农村生计模式的转型以及交通、农业技术的发展。

我在第二章"村寨概况"中曾提及，从 20 世纪 90 年代开始，村里的年轻人渐渐脱离传统的农业生产，远离家乡去广东、福建、浙江等经济发达地区打工，村里的中年人在农闲时期去附近的广西、贵州等地打短工，老年人则负责照看家里，包括照顾年幼的孙子孙女。身体好点的老人还会在附近种一亩口粮田，以为住家人食用。从总体上看，水稻种植现在已经不是村寨主要的生计来源。在这个时期，很多现代农业机械和种植技术被引入村里，如耕田机，化肥、除草剂的使用等，这使种田轻松很多。耕田机的引入，让村里养牛的农户所剩无几，人们不再风雨无阻地每天给牛准备草料。现在仅有几户老人还在坚持养牛，不是为了耕种，而是为了贩卖。村寨主要的生计来源仍然是外出务工，这主要由年轻人承担。他们正处于生命的最好时期，所以很少生病，一些损伤主要是由工厂或工地上的不规范操作导致的。

在 20 世纪 70 年代之前，村民出行几乎完全靠步行，而运输的工具则基本是人力。1974 年，以国家资助、村民投劳的方式，从独坡公社所在地途经上寨到附近一个苗寨的土路修通，允许中巴车通行。只不过在下雨、下雪的天气，道路湿滑，车辆行驶缓慢，但这也比步行要快很多。从上寨到独坡公社的时间大概为 1.5 个小时，到通道县城需要 3 ~ 4 个小时。2006 年，上寨到广西独峒乡的省际公路开通，行车 40 余分钟，方便了两地村民的经济交往（尤其是每月农历二、五、八的赶集日）。从 2013 年开始村里陆续修好了几条机耕道，这样三轮车直接可以到达山腰和田地，粮食和木材也就方便运到家门口。2014 年，在国家村村通公路的政策下，村里开通了到镇政府的两车道水泥路，现在开车去镇政府所在地只需要 15 分钟，去县城仅需要 90 分钟。当下村里有中巴车和面包车去镇政府、县城和附近的广西集镇，大多数家庭也有了摩托车，40 多户家庭有了小轿车。人们的出行、物资的交换更为方便。

生计模式的转型和交通条件的改善，使重体力劳动几乎远离了村寨。许多村民告诉我，曾经经常爬的三省坡，已经好多年没有上去了。与过去由劳累和营养不良导致的干瘦形象形成鲜明对比的是，村里的"胖子"[1] 渐渐多了起来。这在贫困岁月是难以想象的。肥胖是生活富足的象征，是某种社会地位的身体呈现，因为起先村里只有一些从事清闲工作又有稳定收入的人（如班车司机、村干部、小学教师、医生、杂货店老板等）开始"发福"。然而，没过多久，肥胖和超重问题开始困扰着普通村民。肥胖（以及其他不良的饮食习惯）与诸多慢性病之关联早已为医学界所共识（Ulijaszek & Lofink，2006），而村民们则在自己身上看到了它们之间的关联。村里一位身高 1.6 米的 60 岁大叔，曾向我抱怨自己的肥胖（超重）及疾病问题。

> 记得包产到户之前只有 107 斤。我开始长胖是在（20 世纪）80 年代，高峰期（体重）到 140 斤，现在 130 斤左右。人胖了，问题就多了。我前些年去检查有高血压，现在血压平稳一些了，还有糖尿病。我现在不吃糖，每顿三两饭，菜也淡一点。（20180808 某大叔）

---

[1] 2013 年第五次国家卫生服务调查结果显示，中国农村人口超重和肥胖的比例为 26.9%，详见国家卫生健康委员会官网，http://www.moh.gov.cn/mohwsbwstjxxzx/s8211/list.shtml，最后访问日期：2018 年 12 月 6 日。

　　我在村里见到最胖的一位年轻人，20多岁，身高1.8米，体重100多公斤（BMI＝30.86），走起路来就像一面墙堵在前面。他不是在农村务农，而是在广东帮人开挖掘机。因为夏天广东太热了，他不得不回老家避暑。我每次见到他时，他总是光着上身在屋里纳凉，但依然汗流浃背的样子。他笑着对我说：

　　　　我应该是村里最胖的人了。我个子高，感觉不到那么胖，实际上（很）胖。胖的好处就是冬天不怕冷，坏处就是夏天热死（笑）。我现在血脂高，其他没问题，就是身上的脂肪太多了，血里都是油。（20180807 某村民）

　　人们的肥胖（超重）不仅来自生活的富足，可能也来自"久坐"。我每次经过鼓楼，总能看到熟悉的村民。他们几乎每天都来鼓楼"报到"，风雨无阻。他们来了后，就安静地坐在鼓楼里，甚至半天都不走动一下。鼓楼确实为男人们提供了一个排解无聊的公共空间，然而这里也成为人们"久坐"的热板凳。"久坐"经常被看作工业化、机器化时代的身体表征，但在缺乏娱乐或难以组织"旧业"（如吹芦笙）的农村，它也成为中老年人的一种生活方式。

　　2021年暑假，我在村寨调查时发现这种"久坐"的情况有所改变，但仅限于中老年妇女。由于茶叶的兴起，她们每天如同参加劳动竞赛一般，起早贪黑地去采茶，"久坐"变成了久站。但男人们尤其是老年男性依然日复一日、年复一年地在村寨的各个公共空间坐着。当然，公共空间的闲聊，可以发挥其积极的功能，但缺少运动的生活方式会带来健康风险。

　　新中国成立后的30年相比于最近的30年，人们的生命历程从一种饥饿、劳累的"苦痛"走向另一种甜蜜的"苦痛"。新中国成立后的30年，人们食不果腹、每日辛劳，而在如今温饱有余的幸福时光中，人们却一面承受着"苦日子"留下的伤痛，一面面临着由肥胖、缺乏运动以及不良饮食习惯导致的慢性病的折磨。田野调查和已有的统计数据反映，一些中老年村民面临着多种疾病的折磨[①]。过度损耗类慢性病和过量摄取类慢性病在他们年老后一同出现，不仅增加了他们身体的苦痛和家庭的负担，也给治疗本身带来难题。

（二）甜蜜的苦痛

如果问村民什么才算"好日子"？"有吃有喝"大概是这些经历过饥饿的人们最为一般的回答，可能男人们还会加上一条"有得抽"，即抽烟。也就是说，"吃"依然是摆在第一位的人们的基本需求，而"喝"主要是喝酒。和吃得健康相比，人们更倾向于吃得饱、有味、有油（以猪油为主），如果再喝上几碗自家酿的米酒，那么在这些从穷苦生活过来的村民看来，这既表明了生活的美好，也象征着生活的富足。然而，这些看似甜蜜的生活实则潜伏着疾病的风险。也就是说，快速的收入增加和经济发展可能对人们尤其是曾经穷苦的村民的饮食质量产生不利影响（Du et al.，2004）。对于他们来说，这不是对过去"苦日子"的补偿，反而增添了新的疾病风险。下文仅从有味、有酒、抽烟三个方面来讨论村民的饮食和健康问题。

作为人们膳食中不可缺少的调味品，盐的咸味可以刺激人们的味觉，增加口腔唾液的分泌，从而有利于提高人们的食欲和食物的消化率。从身体所需来看，盐是人们体液的重要成分，它能起到维持人体渗透压和酸碱平衡的作用。所以从事体力劳动、高

---

① 2013 年的全国数据显示，在农村 60 岁以上的老年人中，患一种慢性病的比例为 32.2%，患两种及以上慢性病比例的为 12.7%。参见国家卫生健康委员会（原卫生部）：《2013 年国家卫生服务调查》，http://www.moh.gov.cn/mohwsbw-stjxxzx/s8211/201610/9f109ff40e9346fca76dd82cecf419ce.shtml，最后访问日期：2018 年 12 月 6 日。

温作业的人们，因为出汗较多，经常需要补充盐才能维持身体所需。像其他大多数从事农业生产的农民一样，上寨村民偏爱咸食，以腌肉、腌鱼最为出名（这两道菜现在依然是家庭的日常菜肴，也是待客的必备菜肴）。当地人称腌为"ān"，据说"ān"其实是一种器皿，中文对应字为"盦"。但"盦"笔画复杂，不仅不利于日常记述，也不利于向外人介绍，所以村民在说侗话时用"ān"，向外人口头和书面介绍时用"腌"。

村民们认为越是多年的腌肉、腌鱼，口味越好。村民们喜欢生吃腌肉、腌鱼，觉得爽口、够味。"腌"不代表器皿，而是一种保存食物的传统方法。它是将新鲜的肉、鱼、素菜等洗净，然后上盐揉搓，以使食物各个部分充分吸收盐，然后储藏在专门的容器里，密封保存。由于盐具有防腐的作用，用厚盐腌制的食物，往往可以保存一年半载，甚至几年时间。腌鱼的步骤如下：将鱼的内脏清除、洗净，拌上盐和辣椒及其他作料；蒸熟糯米，待糯米饭变凉；在洗净的木桶内放入一层糯米饭，糯米饭之上放一层鱼，鱼层之上再放糯米饭，依次重复；到桶口处的时候，要铺上糯米饭，并在糯米饭上加水，再加木板，最后用重物压住木板。这样可使腌鱼所处的环境密封，保证了腌鱼良好的存储环境。鱼在腌制一个月后即可食用，腌得很好的鱼的保存期可以达到十多年。村民们正是利用了腌鱼可以长久保存的特点，在鱼丰收的时节（大约农历八九月，白露之后，天气凉爽，气温适宜），大量腌鱼，以备不时之需。

我在这里介绍一下侗族稻田养鱼的情况，因为这为当地每家每户的腌鱼提供了基本的原材料。受气候影响，上寨的水稻为一季稻。每年农历四五月，即"芒种"前后，是村民们开始插秧的时节，也是村民们下放鱼苗于水田的时候。平时，家里的剩饭剩菜除了喂猪外，还可以倒入水田里，成为鱼类最初的食物来源。小鱼游弋在水田里，可以帮助松动土壤，也可以吃一些杂草和害虫。另外，鱼的排泄物也是肥料的一部分。一到农历六月，稻花初现，这些散落的稻花就成为鱼儿的食粮，这是它们长得最快的时节。立秋前后，稻谷成熟，村民们会在稻田中挖沟排水，鱼儿也会顺着水沟游到固定的地方，方便捕捉。一条条肥美的鱼儿或者做汤、红烧、切成鱼片，或者腌制，这都保障了村民未来数月甚至数年对鱼肉的需求。侗族稻田养鱼的做法，既保证了资源的高效利用，又实现了生态环境的精心保护，达成了资源利用与生态保护的有机耦合（罗康隆、杨曾辉，2011）。

最近十几年，村寨的生计模式发生了很大转变，外出务工成为家庭主要的生计来源，传统的农业生产渐渐萎缩。村里的建筑逐渐由过去的干栏式建筑转变为砖房。砖房的一楼不再是猪圈、牛圈，而是家庭的公共空间或者商铺。村里仅有几户人家还在老房子里养猪，有两户还开办了养猪场，专门以养猪为主业。养牛的农户更为稀少，因为种田很少以及耕田机的应用，耕牛服务于农业生产的功能大大萎缩。村里有一户人家养了八头牛，不是为了耕种，而是为了贩卖。家畜的减少，其实为鱼类提供了更为丰盛的食物，因为日常的剩饭剩菜主要依靠鱼类来消耗。那些不再种田的农户，干脆将这些剩下的食物作为地里的肥料，以滋养蔬菜，因为这里的农村还没有发展到不再种菜的地步。村里有十多户人家把自己家附近的田深挖成鱼塘，专门养鱼。鱼的主要食物是家庭剩食以及水草之类。每年农历六七月之后，人们就把这些鱼捕捞起来，送到镇里或县城的饭店出售，深受商家欢迎。每斤大约20元，单条鱼可重达一两斤。我在村里调查时，有村民邀请我去家里做客，专门去水田里捞了几条鱼，准备了生鱼片，据说为此还破坏了正在生长的稻苗。我自然感激不尽，但也知道生鱼片对鱼的生长环境要求很高，否则吃生鱼片不仅会导致腹泻等身体症状，还可能感染寄生虫。主人家看出了我的担心，告诉我说，他们这里的水质很好，没有污染，每年立秋前后，他们经常吃生鱼片，从来不会出现身体不适，请我放心品尝。生鱼片蘸着姜汁或酱油，腥味全无，爽嫩鲜脆，确实为侗家的一道美食。

　　然而，生鱼片的食用有时节限制，而腌鱼则没有，故腌鱼成为常年都可以上桌的美味。每每有村民邀请我去家里做客，餐桌上必有腌肉和腌鱼。有的时候，主人家为了让我体验不同的口味，或是担心我怕吃"生食"，就在摆上两盘生的腌肉和腌鱼的同时炒制两份熟的腌肉和腌鱼。习惯了吃熟食的我，首先是品尝炒熟的腌肉和腌鱼。之所以用品尝，是因为这种食物容不得狼吞虎咽、大口咀嚼，你只要尝一小口，那浓浓的咸味便可能超过你一天所需要摄入的盐量，也几乎压住了肉本来的味道。不过好在每次有此类食物时，也都有米酒或啤酒，我便用酒配着腌肉，小心翼翼地吞咽下去。村民们一般都吃生的腌肉和腌鱼，他们觉得更为爽口。经不起主人家的一再推荐，我品尝了一次。没有经过炒制，它们确实要"清淡"一点，但那也超出了我所能接受的咸的限度。"口味"一旦形成，确实难以改变，也成为判断食物美味与否的标准。那些在当地人看来的美味佳肴，对于另一个地域文化的人来说，可能至少不能算是美食。

　　在过去繁重的体力劳动时期，过咸的食物并没有成为身体的负担。然而，当农业生产日趋机械化、便利化，人们的体力劳动越来越少、闲暇时间增多、流汗的时候越来越少时，过咸的食物明显超过了身体所需，成为某些疾病的风险来源。世界卫生组织建议成人每日盐摄入量不超过5克。《中国居民营养与慢性病状况报告（2015年）》的数据显示，中国人每日烹饪用盐2002年为12克，2012年为10.5克（鉴于上述原因，农村居民的盐摄入量可能更高），远远超过世界卫生组织建议的摄入量①。盐的主要成分是钠，它为我们身体所必需，然而钠（以及相关的亚硝酸钠）摄入量过高会引起一系列慢性病（如高血压、心血管疾病、癌症等），

---

① 国家卫生计生委：《卫生计生委等介绍〈中国居民营养与慢性病状况报告（2015年）〉有关情况》，http://www.gov.cn/xinwen/2015-06/30/content_2887030.htm，最后访问日期：2018年12月8日。

而减少钠摄入量可以降低血压以及患与此相关的慢性病的风险①。医学和健康的警示，让人们改变对腌菜以及咸味的偏好也着实困难。一些患病的村民，即使医生建议他（她）改变饮食习惯，以清淡为主，也仍然难以做到。

我在鼓楼与杨团聊天时，得知他身体不太好，前段时间刚出院回来。杨团54岁，有三个女儿。大女儿打工后就嫁到了外地，二女儿招了女婿（入赘），现在他已经抱孙子了；小女儿待字闺中。他以前是村里的会计，每月有1000多元补贴，但这还不够他经常去镇里开会的车费，所以2017年他辞去了会计的职务，不过我访谈他时，他仍是村党支部委员。他告诉我，他起先一直头痛，就在村卫生室里打针，但没有效果。去镇卫生院检查后，镇卫生院的医生建议他直接去县医院比较好，因为他已经有严重的脑血栓。就这样，他去县人民医院住院了半个多月，头痛才有所缓解。现在他的右手依然没法握紧。医生说，幸亏他没有高血压，不然后果更为严重。他为自己没有高血压而庆幸，他估计，村里70%以上的老人都有高血压，甚至有些40～50岁的人也有高血压。他猜测主要是现在的食物尤其是水果有农药残留导致的。他认为现在的水果农药残留太多，对身体有伤害。高血压是身体病变的表现之一。

医生告诉他，要戒烟、戒酒、清淡饮食。杨团爱抽旱烟，就是自家种的烟叶，点燃后放在烟斗里吸。他以前每天要抽一两左右，现在抽得少了，只是偶尔抽一下，但完全戒除还没做到。我每次在鼓楼和他聊天时，他还是不经意间拿出烟斗抽几下，灭掉又放回口袋里。但过不了半个小时，又拿出来，点烟，吸几口。他说，他抽烟已经二三十年了，年轻时就抽烟，现在突然戒掉不可能，只能控制自己每次少抽几口。不过他现在喝酒已经非常少

① 世界卫生组织：《成人和儿童钠摄入量》，http://www.who.int/nutrition/publications/guidelines/sodium_intake/zh/，最后访问日期：2018年12月8日。

了，有时候一个月才喝一两次。我与他一同在一位村民家用餐时，他只喝了一小杯啤酒。他说，现在最难的还是清淡饮食。

> 我喜欢咸的，我们家的菜都有味。要是我去哪一家吃饭，别人烧的肉淡了，我尝了一口，剩下的也吃不下去的。医生告诉我要吃清淡的，但这个（我）改不了。（20170722 杨团）

一位 1955 年出生的石姓妇女目前为三种慢性病所困扰。她在十几年前就患有严重的骨质增生，现在腰已经直不起来了。我访谈她的前段时间，她出现脑梗死，在附近城市的医院住院一个月，花费了两万多元。这次检查，医院发现她不仅患有严重的高血压，还有糖尿病。她的丈夫杨吉爷爷向我介绍说：

> （她）这一辈子没过上什么好日子，家里人口多，我们有三个儿子，现在有四个孙子、两个孙女。把儿子抚养大了，又得帮忙照顾孙子孙女。这些病都是累出来的。以前干活太累了，晚上回来她也喝点酒、解解乏。她现在每顿还能吃两碗饭，也喜欢咸的口味，只是不吃糖，其他的都没有控制。在医院住院时，医生要求她少吃点，她晚上肚子很饿，没办法，我就去街上给她买红薯吃。（20180803 杨吉爷爷）

列维－斯特劳斯指出，在"吃起来好"之前首先必须"想到它好"（转引自西敏斯，2010：20）。也就是说，"好的食物"并不是由食物的营养决定的，它主要来自个人的偏好或者口味。口味的形成与地方的自然资源、生计模式和家庭环境等密切相关。然而，口味一旦定型，就成为我们的身体习性和性情倾向，甚至成为人们精神气质的一部分，难以改变（张光直，2003：257）。这就解释了虽然我们现在保存食物的方法更为多样、新鲜食物的获得更为便捷，尤其是家庭冰箱在村庄基本普及的情况下，但是人们仍然习惯腌制食物，倾向于够（咸）味食物的原因。

侗族人喜欢酒，尤其是用新鲜杨梅加冰糖泡酒（杨梅酒）。酒的原料是粮食，常以籼米、玉米、糯米、红薯酿造。在粮食稀缺的困难年代，喝酒也仅限于逢年过节、待人接客、婚丧嫁娶的重要日子。而如今，几乎每家每年都会酿造少则几十斤粮食、多则几百斤粮食的米酒（以籼米酒为主，酒精度25度左右）。大碗大口喝着自家酿的米酒，大概已经成为侗族人一日三餐的重要部分（周大鸣，2018）。由于酒精度数比较低，妇女往往也参与把酒言欢的场合。少量饮酒被认为具有消除压力、促进血液循环等诸多功能。然而，频繁地过度饮酒与酒精依赖、肝脏损伤、癌症、高血压、糖尿病、心血管病等疾病存在重要关联[1]，这是医生建议诸多慢性病患者戒酒或者少量饮酒的原因。

粟爷爷76岁，三年前被检查出脑血栓，当时他已经嘴歪眼斜、行动不便，甚至吃饭也需要别人协助。现在他依然吐字不清，很吃力地说：

> 我以前是酒王，非常爱喝酒也非常能喝酒。年轻时想喝酒，没得喝。后来条件好了，我一天三喝，每次三碗（估计半斤以上），但是自从得了病以后就再也不喝酒了。现在会用营养快线和雪碧代替。以前抽烟喝酒没什么。喝完酒、出出汗，很快就挥发了。现在没什么事做，可能就对身体不好了，还是戒掉得好。（20180731 粟爷爷）

所谓"烟酒不离家"，喜欢喝酒的村民大多也爱抽烟（上文案例中烟、酒多重叠在一起）。村里的年轻人外出务工较多，如果抽烟，那也是抽过滤嘴的纸烟，而在家的老年人和偶尔出去打短工

---

[1] 世界卫生组织：《酒精》，http://www.who.int/zh/news-room/fact-sheets/detail/alcohol，最后访问日期：2018年12月6日。

的中年男人（偶见妇女），则偏爱旱烟。烟叶多是从集市上买回或者自己种植后晒干的。在日常生活中，旱烟是打发时光的休闲用品。据村民介绍，烟斗内的烟油还具有治疗各种痧症、防治毒虫叮咬的功效。然而，旱烟烟气中的一氧化碳、焦油、尼古丁等有害物质确是诱发人们呼吸系统疾病的元凶（郝德祥等，2000）。村中老年男人的慢性阻塞性肺疾病（与慢性支气管炎和肺气肿密切相关）多与抽烟有关。

我在前文提及的老赤脚医生杨玉爷爷的身体也不好，2015 年他被检查出高血压，当时头痛、眩晕，于是就到儿子的卫生室去测血压，并打针一个月。他现在每天坚持吃一次降压药。几年前，他总是咳嗽，每次感冒都要咳嗽很久，于是去县城医院检查，发现患了慢性支气管炎。吃了几百元的中药后，他现在状态要好很多。从此他戒烟戒酒、清淡饮食。虽然他家里的条件在村里是数一数二的，但他闲不住，没事时还去上山扛柴，每次少扛点，他认为这是一种锻炼。

可能由于杨爷爷本身是医生，他生病后遵从医嘱，戒烟戒酒、清淡饮食，时常还上山劳动以作锻炼。其他患者也尝试调整自己的生活方式，如"得了病以后就再也不喝酒了""现在只是不吃糖"了等，但他们依然有所保留，如不能戒烟、食量依然很大、偏爱咸食等。其实，慢性病的控制不仅在于后期的治疗和生活方式的调整，而且在于早期的预防。而我对普通村民进行调查后发现，他们少有预防慢性病的健康管理理念，只是在生病以后，才稍微做出调整。那些需要调整的生活方式，可能正是人们的最爱。这种最爱，来自身体的习性，也来自他们对美好生活的向往。对于这些刚刚过上"好日子"的村民来说，如果建议他们回到清淡饮食、戒烟戒酒、适当运动的生活模式中，那等于让他们再过一次"苦日子"。这显示了医学对健康生活的倡导与人们对美好生活的认知之间的偏差。这种偏差增加了农村慢性病预防和控制的难度。

四 茶叶的兴起是"好日子"还是"苦日子"

2021 年暑期的调查让我对"好日子""苦日子"又多了一重理解，这源于村寨茶叶的兴起以及由此带来的复杂结果。

我这里所说的茶叶的兴起，主要是一种名为"福云六号"的作为经济作物的茶叶。"福云六号"茶树品种 2013 年开始从广西引入上寨，后来大面积栽培。村寨饮茶的历史追溯久远，侗族保持至今的传统美食"打油茶"便离不开茶。但这种用来制作"打油茶"的茶树品种被当地称为老品种，它无须格外照顾，散种在附近的山边地头，采摘的不是嫩芽，而是老叶红茶。每年农历五月初五（端午节）那天，是采摘这种老叶红茶的时间。据说这一天采的茶，不仅茶味浓，还具有祛除病痛的药效。老叶红茶被采摘回来后，只需要用锅像炒菜一样杀青、烘干，密封保存即可。过去老房子都有火塘，老人们喜欢将它做成茶饼挂于火塘上方，使其在常年的烘烤中保持干燥。相比于这种老品种，"福云六号"茶叶（下文说的采茶都是指这种新茶）则像个新生儿，需要格外照顾（买苗栽植，施肥，喷洒农药、催芽剂等），才能获得理想的收成。

2013 年我第一次到上寨调查时，村委会刚刚动员村民种植"福云六号"茶村。为鼓励种植，地方政府补贴每亩 1000 元。但由于以前政府推动的"生姜""黑老虎"种植村民均未获得实在的收入，甚至可以说以失败告终，所以这次村民种植茶树的积极性也不高，他们仍然保持着观望的态度。上寨现在之所以成为独坡镇最大的"福云六号"茶树的种植基地，主要是因为地缘优势，即他们最先看到了广西三江县村寨因种植茶叶而领先致富的现实。更重要的是，三江茶叶市场的兴旺，也让茶叶自有其销路。

三江县在 20 世纪 80 年代末 90 年代初就开始种植绿茶，2002 年后更是把茶叶作为农民发家致富的主体途径之一。目前，他们的"三江茶"已小有名气，三江茶叶市场也成为周边县镇闻名的大型茶叶交易市场。靠近上寨的三江独峒镇茶叶发展迅速，家家户户种植的茶树面积已经远远超过家庭劳动力可以采摘的范围，这就吸引了周边没有种植茶树的村民前去采茶。采茶的农民和主人家按照当天卖出价格的五五（或四六）或以双方商量的方式分成。我于 2017 年、2018 年在上寨调查时，这里部分家庭的中老年妇女早上由男人们骑摩托车送去附近独峒镇干冲村（距离上寨约十公里）采茶，带上简单的午饭，傍晚再被接回来。有的家庭年轻人都外出打工，没有人接送，她们只好搭便车或者早早起床，步行一个多小时到达茶园。那时候，她们去采茶，分成后每天大概可以有 50 元的收入。如果是下雨天，茶叶价格下滑，那就只能有 30 元左右的收入。

上寨与三江县具有相似的生态条件，且海拔略高，更加符合"高山出好茶"的环境要求。当通道县人民政府于 2021 年发布《通道侗族自治县人民政府关于加快"两茶一药"产业发展的实施意见》时，上寨村民已经在早几年就开始自发购买茶苗栽培了。2020 年、2021 年他们已经不用去广西帮别人采茶，因为他们自家的茶地就可以满足家里赋闲的劳动力。采茶的主力仍然是中老年妇女，但与去广西采茶不同，在本村采茶，男人们也会参与其中。每逢周末或暑假，小朋友们也会跟大人一起采茶，用双手赚取零花钱。

村里有五个固定茶贩，还有两家茶叶加工厂（2021 年只有一家加工厂在制茶），广西的茶贩也会每天来上寨收茶。每到下午五六点（遇到下雨天，会提早收茶），几个茶贩就在相对固定的地方铺上塑料纸，旁边放着电子台秤和大的红色塑料桶。茶农从背篓里倒出茶叶，放在塑料桶中称重。由于担心温度高而捂坏茶叶，茶贩会立马把茶叶从桶里倒出来铺在塑料纸上散热，然后再等待下一个茶农的到来。由于是电子秤，多少钱一斤、有多少斤、总共多少钱都一目了然。茶贩给出的价格相仿，最早的春茶可以收到每斤 20～25 元；夏茶要便宜一些，每斤 10～15 元；秋茶只有每斤 5 元左右。"福云六号"茶虽然便宜，但采摘的时间长。如果天气暖和的话，这种茶叶可以从农历正月底一直采摘到农历九月。家里如有两亩茶地，一两个劳动力几乎每天都可以采茶。茶叶买卖都是现金结算，也就是说，早上去茶地采茶，晚上回来就可以拿到劳动的"现金"果实，这对于赋闲在家的村民来说，着实有一种"勤劳致富"的满足感。

回龙桥（具有风水的讲究）建在村主河道之上，夏天的傍晚，这里吸引了很多中老年村民前来歇脚、纳凉。这里也是很多茶农下山的必经之路，所以临时设置了两个茶叶收购点。一到下午五点多，原村主任的女婿就开始在桥头摆摊收茶，桥头旁边的另一块空地则是本村另一个茶贩的收购点。我曾多次在这里观察收茶过程。我起初关心的是，村民到底将茶叶卖给哪个茶贩？茶贩的收购价格是否因人而异？然而，几次观察下来，我发现两家收茶的价格几乎一样，都是明码标价，没有多少差别。但纷纷下山的村民把茶叶卖给谁是有讲究的。村民把茶叶卖给哪个茶贩，每天基本是一致的。房族关系、亲戚关系等社会关系的亲疏远近仍然左右着茶叶的交易对象，但并没有影响茶叶的交易价格。

我也观察到，茶叶的兴起带动了村寨其他商品的零售，尤其是猪肉、豆腐、凉菜和零食买卖。一到下午五点多，这里宛如镇里的集市。与茶贩每天下午五点多上班一致的，还有从镇里和周边村落赶过来的其他商贩，他们悠长的吆喝声显示出傍晚村寨生意的兴旺。甚至本村的两位年轻女性也临时搭起一个帐篷，在下午五点多开门，卖各种"网红"凉粉以及现炸食品，价格五元一份，据说每晚收入 200 多元。这些刚刚结算当天茶叶收入的村民们，买点猪肉和凉菜，采茶挣零花钱的小朋友买一碗凉粉、炸面团或炸土豆。伴随着"勤劳致富"满足感的，大概就是这种劳作之余的甜蜜的享受了。

很多家庭都有记账的习惯，大概每日收入的累加本身也彰显出勤劳的意义。我收集了杨光家相对完整的茶叶收支记录情况

（见表 3 - 1）。从农历正月到五月，杨光家自家茶叶（约三亩茶地）和采摘本村亲戚家茶叶的毛收入总共为 14417 元（正月 3766元、二月 1533 元、三月 2508 元、四月 3056 元、五月 3554 元），月均收入为 2883.4 元。

2021 年 10 月 10 日（农历九月初五）我与杨光通电话，他告诉我，现在天气冷了，茶叶长势缓慢，走向尾期，每天的收入也下降很多，但他老婆还是每天去采摘，他还是坚持每天记账。总体上说，自家茶叶的收入（不包含采摘其他人茶叶的收入），除去管理费（主要是化肥、农药、催芽剂等，约 4000 元），亩产纯收入约 7000元。约三亩茶地，前后耗时八个多月，平均每月纯收入 2600 元左右。考虑到他家的茶叶是夫妻两个人共同采摘，以妻子为主，他大概每月收入 600 元，妻子收入 2000 元，这是他俩认可的收入分配。限于篇幅，下文仅摘录他家农历正月和五月每日茶叶收入情况。

表 3 - 1　杨光家 2021 年农历正月和五月每日茶叶收入情况

单位：元

自家茶叶		他人茶叶	
正月初八	178	正月初七	296
正月初九	220	正月初十	50
正月十二	380	正月十一	155
正月十三	304	正月十六	315
正月十四	245	正月十八	140
正月十七	340	正月二十	106
正月十九	76	正月二十三	140
正月二十一	128	正月二十四	114
正月二十二	162		
正月二十五	100		
正月二十六	78		
正月二十八	107		
正月二十九	132		
小计	2450		1316

自家茶叶		他人茶叶	
五月初二	37	五月初一	84
五月初三	122	五月初六	70
五月初四	112	五月初七	150
五月初五	80	五月初八	85
五月初八	50	五月十二	100
五月初九	163	五月十三	42
五月初十	210	五月十四	130
五月十一	151	五月十九	108
五月十二	50	五月二十	129
五月十三	100	五月二十四	102
五月十四	40	五月二十八	82
五月十五	94	五月二十九	151
五月十六	177		
五月十七	45		
五月十八	77		
五月二十一	160		
五月二十二	90		
五月二十三	82		
五月二十五	78		
五月二十六	99		
五月二十七	81		
五月二十八	50		
五月三十	173		
小计	2321		1233

这是我观察茶叶兴起带来村寨变化和家庭变化的一个方面，这些变化影响了家庭的每日劳作方式、收入、饮食，影响了中老年人尤其是妇女们在家庭的地位，当然也影响了村寨的商品活跃程度。然而，当我深入农户家庭之后，我还看到了茶叶兴起带来的另一个后果。

　　根据表 3-1 及未列出的其他月份的数字，我们自然可以算出这个家庭的茶叶收入情况。看到这密密麻麻的一串串数字，我想表达的是，这是他们起早贪黑、持续劳动的结果。在正月里，他们从初七开始采茶，只有正月十五（元宵节）和正月二十七休息，其他每天都在劳作。而农历五月（阳历 6 月 10 日至 7 月 9 日），他们在采摘完自己的茶叶后，又去采摘亲戚家的茶叶（亲戚家外出务工，无人采茶），没有休息一天。如果说正月采茶还有些冻手的话，那么五月采茶则是炎炎酷暑，中午的气温经常在 35℃ 左右，这些勤劳的村民们不得不戴着草帽或打着伞站在茶地里劳作。

　　我在村里调查，感觉 2021 年和往年不同的是，几乎没有中年妇女和男人在家，留守的只有 70 岁以上的老人和儿童，或是身体欠佳或带孩子的村民。很多家庭都大门紧闭，我们晚上七点多吃完饭后在村里散步时，才发现一户户亮起灯来，说明这个村寨的常住人口依然很多。我的学生苦于找不到访谈对象，我建议他们去茶地里帮村民采茶，这是一个参与观察的好机会。他们只是帮我们请的烧饭阿姨采过一两次茶，难走的山路、高温酷暑很快让他们却步了。实际上，帮烧饭阿姨采茶，早上八点多才出发，中午回来还休息两个小时，下午也没再上山采茶。而其他村民的工作时间则远远超出我们的想象。

　　接下来我还是以杨光家为例，来呈现表 3-1 中数字背后的坚持和付出。

　　杨光和他的老伴都已过花甲之年，两个儿子业已成家，儿媳妇是本村的两个亲姐妹，都在外打工。两兄弟娶了两姐妹，在村里是一段佳话。在暑假，孙子、孙女会回到村里避暑，陪伴老人。杨光为人和善，是村里的风水师之一，他上知天文、下知地理，我每次来村里调查，总是找机会和他聊聊村寨的历史、生态和习俗。但在他家，只见他和孙子、孙女在家，从未见到他的老伴。2021 年我在村里转了几天，连他也没见到，大门总是紧闭着。我有他的微信，就给他发了语音留言，向他问好。一直到晚上，我才收到他的回复，他说这段时间茶叶长势很好，他在帮忙采茶，山上没有信号，回到家才看到我的信息。说是"帮忙"，言外之意是他只相当于一个"助手"，真正的主力是他的老伴。得知我来村里，他很高兴，和我约定次日下午在他家见面，他也休息休息。第二天下午三点多，我带了四个学生前往，他已经在二楼等我们了。他上午去采茶，中午自己先回来了，老伴还在山上。我因耽误了他的劳作而一再致歉，他为了打消我的顾虑，说自己也想休息，天气太热，晒得受不了。那天下午，我们聊了很多，彼此说了阔别三年的变化。他告诉我，前几年房屋变化大，现在政府限制占用耕田建房，房屋格局基本定型，建房的少了。这两年最大的变化是村寨早些年种的茶树已经可以采茶了（一般从种植茶苗到采摘需要 3~5 年）。这成为村寨家家户户的老人们忙活大半年的生计。那天看到他记录的密密麻麻的每日收入，然后是逐个累加的每月收入小计，我想到农民对收入的理解和算计，同时为他们老两口当时茶叶毛收入过万元而高兴（到农历九月，毛收入近 2.5 万元，纯收入 2.1 万元）。

　　我对他家日常生活的进一步了解，是从见到他老伴开始的。一天晚上九点左右，我收到了杨光的微信语音消息，他喊我过去喝杯酒，我的两个学生也在他家。那时我已洗漱完毕，在整理当天的笔记。我知道他白天采茶已经很累，晚上回来还要与我的学生座谈，实在感激不尽，也应该当面致谢。但如果去他家喝酒，等于又给他添了麻烦，何况我们早已吃过晚饭。但他不断发来语音消息，催促我早点过去。盛情难却，我在村里买了一箱啤酒搬去他家，他还在和学生聊天，厨房里也能听见炒菜的声音。大概九点半，女主人才从厨房里忙完，出来招呼我，欢迎我的到来。她满脸黝黑，昏黄的灯光下显得格外苍老和疲惫。她上过"高小"，谈吐间能感觉到她与其他大部分不识字的同龄女性的差别。她说她早就知道我，也很想见见我，但我每次来他家，不巧她都外出干活了。说起家庭的生活和儿子、儿媳的孝顺，她很满意。两个儿媳相处格外融洽，如果是其他两个儿子的家庭，早就分家了，但他们还是一大家。他的两个儿子说，再过 20 年分家，那意思就是二老健在时，他们是不会分家的。

在饭桌上，我们聊到了采茶的辛苦。她说这两年茶叶兴起后，尤其是天气热的时候，她凌晨四点半就起床了，简单洗漱，吃点"油茶泡饭"，五点天一亮，带上中午的饭食，就上山采茶了。由于天气热，早上准备的午餐，到午时还有些热气。在茶地里简单用餐后，她就继续采茶了。有时候自己的茶叶不够采摘，亲戚家外出打工的，种了茶叶，也交给她采摘，收入全部是她的。傍晚七点左右开始下山，卖完茶，回到家差不多是晚上八点了。回来后，先洗个澡，把一身的疲惫洗掉，也把满是汗渍的衣服手洗了（虽然家里有洗衣机，但她觉得机洗不干净），这才开始准备晚饭。她说这段时间，孙子、孙女都回来了，他们也会烧饭，所以晚上回来，晚饭已经准备好了。晚饭后收拾好厨房，稍作休息后，躺下时差不多是十点或十一点多了。

我问她既然后人那么孝顺，为什么自己还要那么辛苦？她的回答和很多村民的差不多，就是身体还康健时，不想给后人增添麻烦，也想为后人积累财富。她说她的儿媳们每次打电话时，都劝她不要那么累，但她觉得身体还可以，还是想做点事。她说采茶是手头的事，主要是因为站得太久，腰腿酸痛，另外就是天气太热，晒得头晕，但这还是比年轻时在山上扛木头要轻松许多。更何况，每日都有现金入账，她觉得劲头十足。至于我担心的睡眠不足，她倒觉得不是问题，说年龄大了，睡眠时间少，躺着也睡不着。

杨光大叔虽然喊我过来喝酒，但和他聊过很多次，我才知道他因为肠胃不好，滴酒不沾，甚至当晚她老伴准备的甜米酒，他都不敢喝一口。家里稍微辣一点、油腻一点的菜也全然不敢伸筷。我问他肠胃如此不好，中午在茶地里吃冷饭冷菜能否适应。他避开了我的问题，告诉我，他看到老伴每天都上茶地，他独自在家也不自在。

对于杨光夫妇来说，他们当前的采茶生活与过去的"苦日子"相比，当然要改善很多，说现在是"苦日子"，可能他们自己也不承认，至少现在不再面临饥饿的威胁了。与前些年农村中老年人留守在家、几乎没有收入相比，他们大半年也能挣两万多元，无须子女支持，甚至可以支持子女，他们的价值感也提高许多。但如果我们计算每日的劳作时间和收入之间的比例时就会发现，他们每天劳动超过十个小时，日均收入还不足百元。累计收入两万多元，那是他们持续八个多月起早贪黑、久站采茶的结果。虽然现金的每日结算能调动他们的积极性，但这依然是对身体的持续消耗。这种持续消耗会不会加重村寨中老年人群尤其是妇女的病痛，现在还难以下定论。但从"久坐"的生活转向久站的劳作，既让我担心它带来的身体后果，也让我对村寨所谓"好日子"和"苦日子"之间的边界多了些理解。它们可能并不是泾渭分明的，而是相互交织地构成了人们的生活世界和生命历程。

本章是对农村慢性病患病率快速上升的解释框架的具体展示，让我们看到了疾病的发生与人们生命历程的关系。这种生命历程不仅包括已有文献强调的早年的不幸，也包括当下的"美好生活"。文中的案例说明，当下美好的生活不仅不能抵消过去"苦日子"带来的疾病风险，还让过度损耗类慢性病和过量摄取类慢性病同时发生在中老年村民身上。历史会在人们身上留下烙印，反过来，从人们的身体也可以反观历史。两种类型的慢性病就像是历史过程中的两面镜子，它们相互反射，共同印证了人们曾经经历的社会的苦难以及正在经历的甜蜜的苦痛。

慢性病的社会类型学划分应用到农村的健康促进和公共卫生服务上，也将有所启发。第一，慢性病的预防与控制不仅需要区分不同的类型，还需要明晰它的发生与社会制度、生计模式、身体习性、文化心态之间的关系。只有在此基础上，才有可能为疾病的预防与控制寻求到地方化的、适宜的健康促进策略。第二，当前农村的慢性病防治主要是将过量摄取类慢性病（尤其是高血压、糖尿病）纳入监控的范围，而忽视了过度损耗类慢性病。这项研究提醒我们要在深入调查农村疾病谱的基础上，厘清不同类型疾病的内在关联，整体性地对疾病进行预防与控制。第三，这项研究同时指出，身体确实具有可塑性，然而，对身体的过度损耗或者过量摄取，都可能超出了身体的可塑边界，疾病只不过是这种错位的身体表现。因此，在农村经济发展和物质生活水平提高的现实背景下，我们不仅要注重农村的健康教育，还要丰富农村的体育活动和娱乐文化，逐步转变人们的健康理念，将慢性病的预防作为农村健康促进的重心。

政策倡导是一个方面。然而，我对茶叶兴起的分析再次表明，当下农民的收入增长依然是建立在持续的身体损耗基础之上的。与新中国成立初期的"苦日子"相比，采茶的劳作虽然辛苦，但它能带来实在的现金收入，使人们不再面临饥饿的威胁。对于这些早期经历过真正的又饿又累的"苦日子"的中老年村民来说，有苦有乐、勤劳致富更符合乡村社会和普通家庭的生活法则，而身体持续损耗带来的健康风险，并没有被列入家庭和个人首先考虑的范畴。

第四章　求医问药

20 世纪 70 年代初，莱斯利（Leslie，1973，1976）在研究亚洲医疗体系时，提出了"多元医疗"或"医疗多元论"（medical pluralism）的概念，意指在一个区域内存在多样的医疗体系并存、竞争的格局。在这之后，虽然"多元医疗"或"医疗多元论"的概念遭遇了批评之声①，但诸多学者还是在"多元医疗"或"医疗多元论"的框架下，孜孜不倦地致力于划分不同类型的医疗体系，并探求它们之间的关系。最简单的莫过于将医疗体系划分为两块：一块代表科学的西方生物医学，另一块则代表其他地方医学，全部归为所谓传统的、替代的、补充的甚至是落后的医学。或者根据文化影响力，把医疗体系划分为本地的医疗体系、区域性的医疗体系和世界性的医疗体系三类（Ember & Ember，2004：109 – 115）。

20 世纪 70 年代末，医学人类学家凯博文（A. Kleinman）基于对我国台湾地区和美国波士顿地区的调查，将医疗体系（他倾向于使用"健康照顾体系"这一概念）划分为三个相互区别又彼此交叉的部分，分别为大众部分（popular section）、专业部分（professional section）和民俗部分（folk section）②。张珣（2000）对台湾汉人尤

---

① 比如，有学者认为这一概念过于简单化，它没有被置于特定的社会理论中，也没有反思权力和社会结构等对"多元医疗"的影响，参见 Alex et al.，2009。

② 大众部分，人们做得更多的是自我处理（self-treatment）的健康和养生问题，而非疾病和照顾问题，它往往是分散的、零碎的，缺乏制度化。专业部分是指组织化的治疗职业，它既包括现代的西医，也包括当地本土的医疗系统，如中医。民俗部分往往被划分为神圣部分和世俗部分。人类学长期以来更为关注神圣部分，而对世俗部分，比如草药、传统的外科处理（正骨）等，缺乏关注。参见 Kleinman，1980。

其是农村地区汉人医疗行为进行研究时，把台湾汉人"多元医疗"分为世俗的、神圣的和西方的医疗体系三个部分。其中，世俗的医疗体系注重长期的身心保养，神圣的医疗体系在病人疑虑的心理方面提出了一个超自然的病因解释，而西方的医疗体系则在效率及经济方面见长。

上寨现存着本民族的传统医学（侗族草医学，简称草医）、仪式治疗（通常由巫师主持）和生物医学（又称西医学，简称西医）三个医疗体系。这接近于张珣所做的划分。本章倾向于用这些日常的用语①而非学术用语来总结不同医疗体系的基本格局，因为我在引用村民的谈话时，他们使用的也是这些普通的习语。在这个近 3000 人口的寨子里，有两家定点医疗机构（乡村卫生室，以西医为主），负责村民常见病的初级诊治，以及承担诸如疾病预防、妇幼保健、健康教育等公共卫生的职责。此外，村里还有两家私人诊所（也以西医为主），由两兄弟开设，它们不用承担公共卫生的职责，村民在这里不能享受医保。村里的草医有 30 位以上，擅长巫术的村民至少有六人，他们分布在不同的房族里，以 60 多岁的老年人为主。

在探讨村民的求医问药时，本章将先把村寨多元医疗的格局呈现出来，它们构成了村民求医问药的基础，然后转向村民对疾病的分类，以及这种分类与他们求助于不同医疗体系的关系，最后再分析具体而微的就医实践，即村民会选择哪位医生？

一 医疗的总体格局

（一）草医和草药：从主导地位走向边缘角色

上寨处于亚热带季风湿润气候区，这里四季相对温和，偶尔会出现严寒酷暑天气。该地区的森林覆盖率相对于全镇其他村落

① 在日常用语中，西医或草医既指一种医疗体系，也指行医者，即医生。

来说更高一些，近70%。该地区水源充沛，除了极少的几个夏季会因为干旱而稍有缺水之外，总体上降水比较充足，适合水稻、林木、水草等植物生长。海拔1336米的三省坡更被当地人看成圣山，这里生长着各种珍贵的树木、草药和动物。大自然在为人们提供丰富的生计来源的同时，也馈赠了人们预防和治疗各种疾病的草药。

村民成为草医，有些是祖传的，有些是通过拜师学艺完成的。村里的多数草医所拜之师为他们的父亲、族人或者亲戚。拜师没有规定的仪式，不同的草医向我陈述的拜师场景不尽相同，但拜师之前，都由本人或者中间人转达学习的意愿。正如其他民族医学的传承研究所显示的（程瑜、黄韵诗，2014；杨付明，2014），侗族草医师傅看重的主要是学徒的人品，如诚信、助人的品性。在这个不是房族就是有些亲戚关系的村落社会里，各人的人品如何，村民们自有判断。假如师傅愿意接收，准徒弟就准备酒、肉、米、香纸、鞭炮等物品，拿去师傅家，向师傅行礼，也向（过世的）祖师爷们祭拜，这样他们就正式成为师徒关系了。其实，相当多的草医所拜之师就是他们的父亲，所以这种拜师仪式就更加简单，甚至没有仪式。

虽然拜师学艺的仪式流程比较简单，但草医们在治疗严重疾病时所举行的"请师傅"的仪式则马虎不得。比如，正骨师在面对严重骨折的病人时，要求病人家属准备好酒、肉、鸡蛋、米和香纸。倒上五碗酒、一碗水，正骨师开始一一邀请他的师傅和祖师爷们，请求他们给予帮助，共同医治病人，然后念符咒、喷水、驱鬼，不让邪恶力量干扰整个治疗过程。这些仪式过后，正骨师才能摸骨、正骨、上药。过些时日，病人康复之后，还有一次"断根"仪式，以保证病痛不再反复。甚至草医们在采药时，也会念叨师傅们，请求他们给予帮助，以增强药效。有位草医师傅告诉我，很多村民都知道他的药方，但村民自己采的药就没什么效果，其根本的不同在于，他的众多师傅们会帮助草药起作用，这是其他村民所不具备的能力。

严格地说，村里的一些专科医生，如治疗骨折、蛇毒、结石的医生，也属于草医，他们主要依靠草药帮助病人治疗伤痛。但相对于一般草医来说，他们有自己的专业禁忌。比如，凡学习正骨术和治疗蛇毒的人，自己必须曾深受其痛，否则一旦学习，将来也必受此伤害。这一禁忌，最大限度地限制了学习的人数。在村里，普通草医很多，而治疗蛇毒的仅有三人，正骨师也只有四人。村里治疗蛇毒的杨辉老人（2021 年过世），年轻时上山采摘杨梅时左手食指被毒蛇咬伤。后来家人送他到隔壁村一位有名的蛇医那里救治。为了保命，他被锯掉了食指。后来，他就跟随这位师傅学习治疗蛇毒。正骨不仅要求医生自己的骨头受过伤，还要求他们胆大心细。他们不需要借助现代医学的影像技术，完全靠手摸就可以判断病人的伤势和骨折位置，当病人还没来得及反应时，他就已经将断骨接上了，疼痛只在一瞬间。然后敷上草药，定时换药，不严重的，半月左右伤势就痊愈了。

学习草医学，要从认识草药开始，熟知各种草药的名称、药性以及采药的技巧（如有些药草需要连根拔起，而有些则只需取其茎叶）。熟悉药性的草医们都知道，哪怕就在田间地头，也能找到他们所需的药材。在 2013 年的调查中，我跟随一位 76 岁的老草医（2018 年过世）上山采药。早上八点左右出发，跋山涉水、披荆斩棘，下午三点回到村里。我原以为要上山才能采药，实际上，在经过村口的田埂、小河边时，老人家就已经开始采药了。不过田间地头的药基本是一些常见药，而那些疑难杂症所需的草药，则难以寻觅，甚至要上山几天，才能配够一副药方。侗族医药里有很多药方，个别为家传秘方，只在房族尤其是家庭内使用，大多数药方为普通药方，一般草医都较为熟悉。在掌握各种植物（偶尔包括动物、矿物等）药性的基础上，学徒还得学习如何诊断。在给病人看病时，与中医类似，他们也讲究望、闻、问、切。望是看五官，闻是闻呼吸，问是问症状，切是把脉。比如，对于一个呕吐的病人，医生要看他的脸色是漆黑的还是蜡黄的，要问他吐了多久、哪里不舒服，听他是否胸闷，按照男左女右的规则把脉，然后才能判断这是气管炎、肝炎还是由其他问题引起的。

村里的老人们回忆，他们年少时生病，主要都是草医诊治。一位近 80 岁的石杰爷爷告诉我：

> 那时候（新中国成立前），村里没有这么多人，也就千把人吧，具体多少不知道。以前看病没有医院，也没有卫生室，都是看草医，找草医拿草药。你看看这里（坐在鼓楼）的这几个人，他们的祖辈好多都是草医。每个房族（共六个房族）都有十几个。有的出名一些，有的可能没那么大的名气。出名的也会去别村看（治）病，还有的跑到贵州、广西去看（治）病。治疗小病小痛肯定没问题，大病草医也治不了。（20130715 石杰爷爷）

在西医没有进入村寨之前，草医学是地方社会最为重要的医疗来源。虽然人们有时候会求助于巫师，但正如下文所言，很多草医本身就精通巫术，所以只不过是"神药两解"罢了。新中国成立后相当长的一段时间内，村里的主导医疗仍然是草医学，而且在赤脚医生时期（村里从 1966 年开始有赤脚医生，20 世纪 80 年代初包产到户后改为乡村医生），几位赤脚医生依然是草医出身。一位当年的赤脚医生杨玉爷爷说：

> 赤脚医生主要用的还是草药，他们吩咐下去，卫生员去采药，然后拿回来煮水。在疾病流行时，分发给在田地干活的社员们。由于草药成本很低，村民每人每年交五角钱，每次看病挂号费五分钱，就可以保证一年在卫生室的医药开销了（这是新中国成立初期的农村合作医疗制度）。（20130724 杨玉爷爷）

20 世纪 80 年代以后，草医学的衰落和边缘化迹象显现。一个明显的特征是后继无人，很多老草医都没有将他们毕生的医术传给子女或者其他人，或者说年轻人不愿意学习草医，宁愿外出务工，以维持生计。这些年由于村里和镇里都有草药的收购站，一些稀有的草药越来越难采到。有时候草医为了配够一服药，需要上山好几次，但交付给病人时，往往只能获得很少的报酬。在经济匮乏时期，他们给别人看病，一般是一把草药一元钱，有时候虽然患者不给钱，但日后他们也会通过其他方式来还人情。这不仅让草医们赢得了尊重，还获得了一笔收入。在如今物价和工资普遍上涨的情况下，相比于其他劳动的收入，十几元的草药费实在差得太远，这自然挫伤了草医们的积极性。我初步统计，2013年村里健在的草医有 30 余位，但仍然坚持给人看病的不足十位。一位草医向我抱怨：

今年太累了，不给别人看病了，看病的人一次给十多元钱，有些人不给钱的话自己也不好意思要，都不够工钱。现在帮忙给人盖房子，一天（出苦力的）小工能拿 120 元，（掌握技术的）大工可以拿 200 元。我有时候去采药，花几天时间才配好，就十多元钱。你说还干什么！（20130730 石浩爷爷）

另一位草医（2021 年去世）跟我说了他拒绝他人的一次经历。

草药不像西药，没有明码标价。草医治病，没有定价，完全靠村民自己。有的给几元钱，有的给几十元、上百元钱。这个不赚钱，年轻人也不愿意学。有个村民找我看病，第一次给了三元钱，说效果不错，又要了一些草药自己回家煮；第二次给了两筒米，估计一斤左右；后来又来要草药，只给了一筒米，给得越来越少。当他再来拿药时，我说我很忙，

就拒绝了。（20170723 杨木爷爷）

我在村里调查时发现，一些草医的家人生病了，他们不是用草药治疗，而是直接看西医。他们觉得采药麻烦，需要煎药，见效也慢。甚至一些村民笑着说，他们都不知道家里的药罐子放到哪里了。然而，草医学的边缘化并不代表草药完全退出了村寨人们的生活。一方面，人们仍然相信草药可以治病"断根"，对于一些久治不愈的疾病，患者及其家属还是寄希望于草医，希望草医能带给他们治愈的可能。另一方面，在长期与草医打交道的过程中，普通村民大多熟知各种植物的药性，他们在日常保健中践行着基本的草药知识。在上寨，走进一户家庭，随处都可以看见草药。一些村民家的一楼或顶楼，也晾晒着各种草药。我去村里调查时，正值暑期，经常可以喝到带有淡淡药味的凉茶。村民告诉我，因为天气太热，为了防止家人中暑，他们会在田间地头拔些草根回来煮水喝。这里的老年男性喜欢抽生烟叶，用晒干的大艾叶引火。他们将大艾叶搓成艾绒，点燃，放在身体疼痛处燃烧（烧灸），据说可以治疗风湿性关节炎、跌打损伤、慢性疼痛等身体不适。这是他们日常的自我保健。草医学的主导地位虽已不复存在，但它作为一种世俗医疗体系的成功之处在于，它让草药知识日常化和生活化，成为健康、养生和日常保健的主要知识来源。

（二）仪式治疗：从压制状态走向活跃状态

1937 年出生的杨连爷爷，身材矮小，14 岁时父亲去世，20 岁时母亲也驾鹤西去。好在他在年少时得到一位亲戚的救济，完成了小学学业。在他母亲去世后，1957 年他去临近的贵州村寨做了两年的乡村老师，每月有 15 元工资。他觉得钱太少，吃不饱肚子，还是回到老家种田才能糊口。但时运不济，还没过多长时间的好时光，20 世纪 60 年代初期的饥荒就来了。据他回忆，当时村民太饿了，连草根都吃。他现在不仅有胃病，还有十余年的手颤抖病史（怀疑是帕金森综合征）。他虽然眼花（2021 年时已眼盲），但耳不聋，语言表达也很清晰。我于 2013 年、2017 年和 2018 年调查时，他几乎每天都去鼓楼消磨时间，经常被村民戏称为"迷信头子"，这源于 20 世纪 90 年代他去附近乡镇街头摆摊，给人算命、看相的经历。我前三次在村里调查，都能听到他讲曾经替人趋利避害的故事。故事讲完了，他总是把这归功于年少时教授他知识的仪式师傅们。所以每次在做仪式时，他都要求求助者准备三四两肉、一斤米、三根香、几张黄色的冥纸。点上香、烧上纸钱、倒上几碗酒、呈上半熟的猪肉①，开始"请师傅"的仪式。在这之后，他才开始测算和禳解。他告诉我：

> 那些吃药不好、打针不好的病，就找迷信。在播阳（镇）时，有个人的老婆在医院治疗，花了一万多元也没有治好，还借了一些钱。后来找到我，我算了算，（他老婆）犯了短命关和阎王关。逢凶化吉后，过一段时间，（他老婆的病）就好了。后来他说感谢我，请我吃饭，我没有去。（20170725 杨连爷爷）

在经历新中国成立初期"破四旧"等一系列国家和地方的严打之后，村里所谓的"迷信"活动几乎完全受到压制。正如第二章在介绍田野概况时所说，在这个村寨侗族传统的"萨"信仰已难寻踪迹，仅仅保留了"祖宗节"，几个破旧的土地庙也只是在逢年过节时才有一点香火。那时候草医们给人治病，只用草药，不敢或者偷偷使用仪式，曾经的"迷信头子"在经历严打之后，更不敢轻举妄动。20 世纪 90 年代之后，农村的民间信仰渐渐获得宽松的发展空间，草医们才重拾仪式部分，几个巫师也活跃起来。

---

① "请师傅"用的是半熟的猪肉，仪式结束后，治疗师如果自己享用这些猪肉，则将其完全煮熟，切成薄片。这类似于武雅士（Wolf，1997）在讨论神、鬼、祖先与生肉、熟肉之间的关系。

村里另一位盲人巫师杨永，在我 2018 年调查期间去世了。我 2013 年第一次来上寨时，村里的一位老支书带我去的杨永家。那时他 75 岁，双目失明，在自家的房子里，凭借几十年练就的熟悉本领，依然可以自由行走。他听说有大学的师生来家里做客时格外热情，还说免费给几个学生测测姻缘。但实际上，他根本没有时间做这些免费活动，因为已经有几位求助者在现场等候他提供帮助。那次调查，我们没有听懂杨永说的话，甚至我们的向导（老支书）也没法翻译，他完全处于"念念有词、不知所云"的状态。当然，这种迷雾般的言说，加上他偶尔"低声下气"又突然仰天顿挫、双腿抖动的样子确实增强了仪式的神秘性。

我在村里调查得知，每天求助于杨永的人络绎不绝，有时候甚至早上五六点就有人在房前等候了。杨永年轻时并没有以"迷信"为生，那时候他的视力不好，生产劳动受到影响，但老两口还是艰难地把两个儿子、一个女儿抚养成人。在他 50 多岁时，双眼几乎看不到了，这中断了他的生计来源。在地方的传统里，盲人"看"相几乎是难以想象的标配，因为他们的"看"不是通过眼睛，而是通过测算以及一些神秘力量的帮助。至于杨永拜谁为师，村民也难以知晓，只是在不长的时间里，双目失明的杨永具有了神奇的"功能"，具有测算吉凶、化险为夷的本领。据说隔壁一位村民来向他求助，还没等这个村民开口，他就已经知道她所求何事了。甚至另一位广西的村民来找他，杨永居然能一五一十地将她家的房屋构造、空间布局讲清楚，然后再告诉她哪个房间有问题，需要驱邪才能保一家平安。杨永的名气越来越大，不仅本村的村民，附近广西、贵州的村民也会专门登门求助。

对于杨永，村民们大多报以同情的态度，认为他是一个可怜人，帮人做仪式谋生，也是对他眼盲的补偿了。虽然有村民告诉我，他怀疑杨永并没有完全看不见，因为有一次他看到杨永自己从屋里走出来，收拾晾晒在外边的谷物，但其他村民认为这可能是他对自己的"一亩三分地"太熟悉了，即便不用眼睛看，也知道门前屋后的布置。

相对于对杨永的同情，村民对杨义的评价就显得有点刻薄了。

杨义52岁，四肢健全、耳聪目明，是一位芦笙制作师傅，但他的名气不在制作芦笙上，而是在最近三年的仪式治疗上。据说因为机缘巧合，他遇到"大神"赐予特殊能力，可以逢凶化吉。我每次去他家，屋里总是点着香、烧着纸，熏香浓郁，烟雾弥漫，杨义就坐在缭绕的烟雾中，周围则是很多远道而来的求助者。这些求助者多是广西、贵州或者附近村寨的村民，他们有时候凌晨三四点就过来排队。杨义告诉我，他现在根本没有时间制作芦笙。相对于人们给草医的低廉费用，这些求助者支付给巫师的费用大多为20元、50元、100元乃至数百元。粗略算下来，杨义每天的收入有300～500元，甚至更多，自然无须再依靠制作芦笙度日了。

杨义既有商业头脑又有公益理念，在获得高额收入的同时，他雇人在村里开办了茶厂；当村里要修一条去贵州的水泥路时，他以个人名义捐赠了20万元。然而，富有和公益并没有消除村民们对他的负面评价。当我在鼓楼提及杨义时，村民们总觉得这是一个笑话，认为他是一个骗子，从来不知道他有什么特殊本领，突然就成为"高人"了。

杨义大概知道村民们对他的印象不好，所以当我问及本村人是否相信他时，他略有不屑，也有些傲气地说：

> 他们平时是不相信，有问题就信了。你问问，他们哪一家没有找过我（做仪式）！（20180808 杨义）

为什么杨义将巫术作为职业会遭遇村民们的反感，但村民们又不得不在遇到困境时求助于他呢？矛盾之处显示了人们对巫术本身的暧昧态度——"半信半不信"。当家庭祥和、成员安康时，他们很少与巫师打交道；当发生不幸却没有其他破解之策时，假如巫术能带来一线希望，那么他们也不会放弃。正如考夫曼（2014）

所言，当尚存希望时，人们总要做点什么，不会轻易地拒绝其他可能的救治措施。然而，当有人（尤其是一个健全人）借助巫术开展仪式医疗——这种曾经被打压的"迷信活动"——而获取高额报酬时，人们对他的负面评价便表露无遗。村里的巫师看似风生水起、时来运转，却面临着道德的困境。

（三）西医：从补充角色走向强势地位

西医进入中国是中国现代化进程的一部分，而西医在中国乡村社会的渗透，则与国家权力和现代性密切相关（杨念群，2006）。1965 年，毛主席发出了"把医疗卫生工作的重点放到农村去"的号召，拉开了西医进入中国广大乡村的序幕。20 世纪 60 年代末，当时的上寨大队有了自己的卫生室。大队卫生室的医务人员仍持农村户口，"半农半医"，即所谓的赤脚医生。在大队下面，每个生产队还配有 1~2 名卫生员。如前文所言，当时的赤脚医生仍然是草医出身，那时候草医依然占据着主导地位。在谈到西医时，一位赤脚医生告诉我：

> 当时虽然学习了西医和西药知识，但那时的西药很少，分配到大队卫生室的西药更少。整个大队只有一根注射管，要先通过水煮消毒后才能给病人使用。当时主要是预防疾病和缓解病痛，而不是治疗疾病，因为根本没有条件去治疗疾病。（20130724 杨玉）

虽然当时赤脚医生的药箱里已经有"退烧、退凉、止泻的西药，还有止痛散、青霉素"，但相对于草药来说，西药一来紧缺，二来成本高，在赤脚医生时代仅仅充当补充角色。20 世纪 80 年代初，村寨开始实行包产到户，原先的赤脚医生开始转变为乡村医生。与赤脚医生的"半农半医"相比，乡村医生具有一个显著的特点：他们逐渐脱离农业生产，开展专业化的医疗工作。与草医相比，乡村医生一般要经过专业化的西医学培训，并获得由卫生部门颁布的资格证书后方能行医。

按照卫生部门的规定，原则上每个行政村仅设置一家村卫生室，但上寨有两家村卫生室。其历史原因在于，上寨原包括两个行政村，2017 年合并为一个行政村后，如果合并两家卫生室，那么不仅涉及两个医生的分工和合作问题，而且会影响村民的日常就诊，因为上寨是一个近 3000 人的大村寨。这两家村卫生室已经被纳入新型农村合作医疗定点机构的管理范畴，村民能够在这里享受新农合的医疗报销，而乡村医生不仅负责村民常见病的初级诊治，也要承担一些健康教育的公共卫生职能，据此每位医生每月可以获得 400 元补贴。按照国家和湖南省的相关规定，自 2011 年底开始，村卫生室被纳入基本药物制度实施范围，执行基本药物制度的各项政策，实行基本药物集中采购、配备使用和零差率销售。在村卫生室执业的乡村医生要全部使用基本药物，基本药物由乡镇卫生院负责供应。由于药品的零差价，为调动乡村医生的积极性、保障他们的基本权益，他们在提供诊疗服务时，诊疗费为每门诊人次五元（注射、换药、理疗等按规定疗程只收取一次）。按此计算，假如每天有十人接受他们的诊疗（仅仅卖药，不收取诊疗费），则一个月的收入为 1500 元（按每月 30 天算），加上 400 元的补贴，每月有接近 2000 元的收入。

当我问及村民的贫富情况时，大家基本的看法是，两位乡村医生家境殷实，其中一位乡村医生家被认为是村里的首富。因为他家不仅有小轿车、装修豪华的三层楼房（包括村里少有的空调），而且在县城有住房。据我观察，他家每天的病人有 20 ~ 30 人。按照上文的计算，一个月的收入在 3400 ~ 4900 元。但村民不相信他的收入这么少。有村民告诉我，他家有盗刷医保卡骗取医保的问题，所谓的零差价药品也并非事实，药品是否都来自集中采购也不得而知。

接下来，我先说说几家西医诊所（医生）的发展史（成长经历），从中可以看出西医角色的转变。其中一位叫杨军的乡村医生，1976 年出生，母亲早逝。父亲是上文提及的村里有名的赤脚医生杨玉，杨玉现在偶尔在卫生室帮忙诊治，但因为年老眼花，已不能打针。杨军有两个男孩：大的十岁，小的两岁（2013 年的数据）。他初中毕业后，在村里当了几年代课老师。但 20 世纪 90 年末，县里要清理代课老师，请具有正式教师资格的老师来上课，以提高乡村教育的水平。杨军看到这个情况，觉得自己的饭碗保不住了。在父亲的建议下，他 1999 年辞职去县城卫校学习西医，两年后回到老家，接替他父亲的职位，开始担任乡村医生。杨军年轻、心细、态度和蔼，扎针技术好，很快就受到了村民的欢迎。杨军的诊室在靠近马路的自家住房的一楼。这是一座砖木结构的三层小楼。一楼是砖结构，为诊室、药品货柜；二楼和三楼是木质结构，分别为厨房和卧室。2016 年杨军和妻子在自家的耕田里又盖了三层的洋楼，外墙装修在村民看来是村里最豪华的了，但他们夫妻俩还是居住在诊室所在的老房子里，方便诊疗。新房主要是他父亲居住，偶尔小孩也回去住。

另一位叫石刚的乡村医生，1982 年出生。石刚的父亲也是一位赤脚医生。他父亲告诉我，那时候赤脚医生、司机、老师都不好讨老婆。"医生主要是职业不卫生，整天和病人、屎尿之类打交道。司机也难，因为不安全。教师也不行，主要是工资低，村里有些人当教师后，工资太低，无力维持家庭生活，就回来做农活了。"但现在他觉得这三种职业在村里都是体面的工作了。医生和教师，都是别人求着办事的，而司机则有稳定的收入。当他年老、石刚初中毕业后，他建议石刚报考医学专科学校，和杨军的父亲一样，他也想儿子继承自己的衣钵。他们家的诊室也在自家五层全砖楼房的一楼，只是没有杨军的诊室那么方便，不靠近马路。村民觉得石刚还太年轻，有时候对待病人不是那么友好，所以来他家诊室的病人不是很多。2016 年，石刚获得经营药品超市的资格，在镇里租了 60 多平方米的房子，开办了一家药品超市，由他爱人负责管理。2021 年，他又与朋友合伙在隔壁的牙屯堡镇开了另一家药品超市，专门请了一位年轻的女性负责管理，他只是隔三岔五地开车去看看。他告诉我，现在这两家药品超市的收入比村里的卫生室多得多。

另外两家其实是私人诊所，仅仅看病卖药而已。与乡村卫生室的药品全部来自限定的购销渠道不同，私人诊所的药品购买更为灵活，可以来自任何合法正规的药品企业。这两家私人诊所的医生是兄弟俩。他们的父亲既擅长巫术，也精通草药，还做过赤脚医生，是石刚父亲的舅舅。石刚的父亲曾跟随这位舅舅学习草医学。两兄弟之所以没有获得乡村医生的资格，只能开办私人诊所，是因为20世纪80年代初，农村赤脚医生向乡村医生转变，他们觉得医生收入太低，还不如外出打工赚钱。他们成了村里首批外出务工的人员。但最近十几年，一来他们的年岁渐长（50多岁），在外打工不是长久之计；二来看到村里两位乡村医生的地位和收入都不可同日而语，他们决定回到老家重操旧业，开办私人诊所。

与草医和巫师在家的临时治疗不同，西医的治疗具有特定的空间，他们有自己的"门面"，并在显眼的位置悬挂行医的资格证明和医疗机构的名称。在西医诊所里，一些明码标价的非处方药分门别类地摆放在橱柜里，在隔间还安排了注射和临床观察的诊疗空间。这些空间上的安排，凸显了西医诊所与其他医疗体系相比所具有的规范性和合法性。然而，乡村的西医诊所和城市的医院相比，不仅空间布局上没有明确的分科，而且在日常的坐诊中表现出乡土性的一面。比如，他们一般用本地话和患者及其家属沟通；坐诊时不穿"白大褂"；其他村民家有红白喜事时，医生也会作为村民中的一员前来帮忙。诸如此类表明，乡村的西医诊所既通过空间、符号的设置表明它们与其他医疗体系的不同，也通过西医的日常生活化拉近与普通村民的距离。

通过观察，我发现乡村的空心化虽然导致草医的衰退，但对西医诊所几乎没有影响，甚至在一定程度上提高了西医诊所的门诊量，以及抗生素使用的比例。外出务工的青壮年处于身体最为健壮的时期，他们平时很少生病，偶尔生个小病，不用吃药，通过自我保健就能挺过去。最容易生病的两个群体（老人和小孩）反而都留在村里。我每次去村里的卫生室，都能见到老人和小孩挂吊水（输液）的情形，甚至一些刚刚满月的婴儿，也在额头上插上了针，注射抗生素。

已有学者从医生权力、市场利益、村民用药习惯等方面讨论了滥用抗生素的问题（景军、黄鹏程，2016；余晓燕，2014）。我的观点是，村庄的空心化及其造成的伦理压力成为推动老人、儿童使用抗生素不容忽视的力量。家里的青壮年，在传统伦理的要求下要对父母（公婆）尽孝、对子女尽心照顾。但外出务工，显然使尽孝和养育子女的问题都没能落实：尽孝变成了一位老人照顾另一位老人，而养育子女的重担也交给了老人。如果小孩生病，而父母又不在身边，那么老人最大的愿望就是小孩能尽快好起来；如果老人自己生病，不尽快好起来的话，一来没人照顾孙辈，二来远在外地打工的子女知道了，也会担心他们的健康，甚至不督促他们去看病，左邻右舍还会责备子女不孝。在这种伦理的双重压力下，在就近的诊室，选择快速的疗法，自然成为人们首选的治疗手段。西药与草药相比，具有高效、快速、方便的特点，正好契合了人们消除病痛的迫切心理和伦理需求。村庄的空心化无形中进一步推动了西医在乡村强势地位的确立。

二 对医疗体系的选择

在人类的历史长河中，草药、动物药、矿物药、巫术及宗教等共同参与处理人们的病痛和不适。民族志调查发现，不同人群采取多元的治疗方式基本上是一个普遍的事实，差别在于人们在何种情况下倾向于选择何种医疗方式而已（余成普，2019a）。疾病类型、患病状态、民间信仰、治疗效果、交通便利程度、医疗费用、语言沟通等都将影响人们对具体医疗体系的选择（刘志扬，

2006；张有春，2011）。上寨村民选择何种医疗体系也与上述变量有关。总体上看，选择医疗体系，对于患者来说，首先是基于对疾病的划分，而对疾病的划分与患病状态、宗教信仰等密切相关。

村里有位80多岁的老草医（2017年去世），不仅擅长巫术，在赤脚医生时代还学习过西医学，三种医疗体系集于一身并没有明显的冲突。在谈到对疾病的分类时，他说：

> 侗医给人看病时，关注心、肝、脾、胃、肾、命六大致病原因。前五种导致的是身病，最后一种（导致的）是命病。命病主要是看三关，即头关、腰关和肚关。如果命过三关，那这个人就危险了。如果是命病，那么你只用药物去治疗，不仅不起效果，还会被同行笑话。（20130719 黄信爷爷）

在长久与草医打交道的过程中，村民与草医共同建构着有关疾病的两大分类：身病和命病。草医（以及后来的西医）主要提供药物治疗，处理的是身病问题；而巫师则主要提供仪式治疗，处理的是命病问题。需要注意的是，每种身病都可能因为难以治疗或久治不愈而变成命病。村民常说，"药能医病，不能医命"。然而对于命病及其相关的仪式治疗，他们大多又"半信半不信"，认为不能完全依靠仪式治疗，而是要辅助于其他药物手段。这说明疾病分类和医疗体系之间并不是确定的一对一关系，而是表现出动态化的谱系特征（见图4-1）。

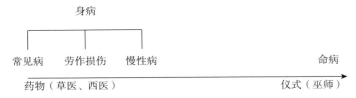

图4-1　疾病分类和医疗体系的一般关系

身病比较容易判别，主要包括常见病、劳作损伤和慢性病。

感冒、发烧、腹泻等常见病多与身体素质、疾病预防、季节变化、流行传染有关，这种疾病的特点是来得快、去得快，老人和小孩更易受此类疾病的侵扰。劳作损伤和常见病稍有差别。常见病往往是周身性的，有一个发病的过程，但劳作损伤发生往往就在一刹那，常常伴有流血、身体组织的挫伤，如腰肌劳损、骨折等。在上寨，虽然人们的生计模式最近十几年来已有转变，以外出务工为主，但传统的农业生产对于一个家庭而言仍然是至关重要的，很多身体的损伤就发生在农业劳作过程中。村里的医生告诉我，即使现在农事活动减少，每年村民发生的大小骨折还是会有 100 多起。

轻微的身病处理比较简单，在家庭内部就能得到处理。有些较为严重的身病如果影响了人们的生活和劳作，那么人们要么找草医治疗，要么去村卫生室，吃药、肌肉注射、静脉注射——尝试。如此这般折腾后，如果还是不见好转，那必然不属于地方医疗体系所能治疗的范畴了，他们不得不去上一级的卫生院和医院看病，甚至求助于仪式性的治疗，将其当作命病来处理。

有经验的村民对于日常生活中出现的身体不适，也大体能判断是属于普通的身病还是命病。比如，一个身体健壮的村民，早上还能吃两碗饭（村民经常将能吃饭作为身体健康的标志），但傍晚下山回来后，大汗淋漓、面色苍白、浑身乏力，说明他可能遇到鬼了，需要驱鬼治疗。小儿夜惊，经常被认为是小儿自身的火力不足，容易受邪气侵蚀，自然也需要请巫师作法，或是佩戴一些驱邪之物。侗族人就像许多汉人一样，认为人死后，或变成鬼，或投胎变成人。鬼有善恶之分[①]。那些非正常死亡的，比如难产死、自杀死、溺水死、被人打死、客死他乡的，以及单身汉死后，一般都不能葬入祖坟，只能埋在乱坟岗，不能接受子孙的祭拜，成为孤魂野鬼。这些鬼经常骚扰人间，导致人们不得安宁（读者

---

① 侗族人关于鬼、神与祖先的观念，类似于武雅士（Wolf, 1997）的研究。

亦可参见第二章有关村寨民间信仰的介绍）。一般来说，祖先不会给后代带来不利，但可能会"捣蛋"。对于这种情况，做做法事，把祖先用过的东西烧给他们，就会得到安宁。村民们还认为，人有三魂，魂丢了，身体就不健康，这时需要找巫师判断魂丢何处，然后举行叫魂仪式①。

我曾观察一位村民求助巫师杨永治疗"肚子疼"的仪式过程。2013 年 7 月 21 日早上七时许，一位 60 多岁的阿姨拎着一个大包风尘仆仆地赶到杨家。她的大儿媳在福建打工，最近一直肚子疼，去了医院检查，也没检查出什么结果，她请求杨永探求到底是什么问题。由于双目失明加上年事已高，杨永的行动多有不便，待他完成洗漱和个人卫生，已经八点半了。好在他爱人已经帮他准备了施法的案桌和香纸。求助者拿出准备好的物件：一小包米、一条咸鱼、一个鸡蛋、16 元钱、大约两斤腊肉、两斤米酒，外加患者的上衣（这是她大儿媳的贴身衣物，颇有"接触律"② 的意味）。杨永的爱人把米酒倒入三只碗里，放在案桌前方，另外一只碗里倒入水放在案桌后方，案桌中间则用碗盛上求助者带来的咸鱼、腊肉、米、鸡蛋和钱。随后她点燃三支香放在桌上的小香炉里，准备几叠待用的黄色冥纸。万事俱备，只待巫师作法了。经历过算卦（确认所犯何关）、请神（土地公公、土地婆婆、飞山神、萨、巫师自己的诸多师傅）、过阴（与鬼魂直接对话）、喷水（在众神的帮助下驱除鬼邪）等仪式过程后，最终巫师将施法后的衣服还给求助者，让她带回去给亲人穿上，仪式治疗就算完成了。

毫无疑问，上述仪式的细节异常丰富，充分展现了侗族人的世界观和鬼魂观。本章的重点不是仪式治疗的象征意义，所以没有描述仪式的详细过程，而仅仅试图表明，在上寨，仪式治疗确

---

① 关于侗族人的叫魂仪式，参见赵巧艳，2014。
② 参见弗雷泽，1998。

实是人们面对疑难杂症的求解之策。面对一般性的身病（如案例中的"肚子疼"），当其他方式无解时，人们将求助于巫师作法。有些草医在治疗严重身病（如骨折）时，在药物之外，也会辅助于仪式。卫生室的西医虽受到现代医学的训练，但应病人要求，也会开出草药，在救治无望的情况下，甚至建议病人去请巫师"搞点名堂"（仪式治疗）。

上述案例展现出，命病没有清晰的边界，每种身病都可能因为难以治疗或久治不愈而变成命病。对于那些草医治不好、西医束手无策的病，人们会想到这可能是犯了命关的缘故。他们会找到村里或者周边村庄的巫师，通过仪式治疗，确认所犯何关，然后再行禳解之法，或送鬼，或驱邪，或祈福，或招魂。然而对于命病及其相关的仪式治疗，村民大多又"半信半不信"，认为不能完全依靠仪式治疗，而是需要辅助于药物治疗。仪式治疗和药物治疗并不是互斥关系，面对人们的疑难杂症，它们通常双管齐下、交错登场，共同处理人们的病痛。这说明疾病分类与医疗体系之间并非确定的一对一关系，可能表现出动态化的谱系特征，各医疗体系之间呈现互补共生的基本状态。上述分析表明，在村民的求医问药中，我们很难将某种疾病与某种治疗方式一一对应，看似同一种身病，因为严重性、发生场景的差异，人们也会求助于不同的治疗方式，表现出情境化和个体化的特征。

上文通过案例呈现了不同疾病类型与多元医疗之间的动态关系。我们看到，每种医疗体系都可能应对多种疾病；反过来，每种疾病也有多样的治疗方式。然而，这种交错复杂的医疗格局并没有导致混乱无序的局面。相反，不仅患者及其家庭总是依据某种理解，策略性地选择不同的医疗体系，医生也会根据患者的理解和需求采取不同的治疗方式。一位草医告诉我，他也懂巫术，但是否"神药两解"（刘志扬，2008）需要根据患者的情形而定。

　　信神的，我就给他搞；不信的，我就不搞。搞迷信的，是精神鼓励。一个人，胃肠炎，又吐又泻，来我这里，（跟我说）我今天到那里去，肯定碰到鬼了，刚开始还好好的，现在就呕吐、拉稀。你给我喷点水，再吃点药。我说可以，就给他喷点水，再给他一点药。（20130721　石雄）

　　村里的一位老草医石浩爷爷，已76岁高龄。他有高血压，现在每天吃西药降压片。他知道有一个偏方，向日葵和老母鸡（越老越好）可以降血压，但老母鸡太贵了，所以他放弃了这个方子。他认为患高血压主要是因为血太热了，喝酒可以促使血变热、脉变小，所以他现在不再喝酒，每天吃一粒降压片。有时候，他用玉米须熬水喝，认为这能降血压，但是玉米须不是一年四季都有，所以需要每年秋天收割玉米时晒干保存下来，很麻烦。目前他主要还是用西药降压，尽管他知道这个并不能断根。

　　上述案例说明侗族曾经有巫、医不分的历史（龙运光等，2011；刘育衡、丁锋，2012），表明草医学本身具有包容性的特点。看似毫无原则的表述，实际显示了医者的策略性和实用性取向。在长久与患者的互动中，医患之间达成了两个共识。（1）他们都是想通过一种或者多种治疗方式，缓解乃至治愈患者的病痛。（2）对各种医疗体系本身的优势和劣势有个基本共识：草医虽然可以"治本""断根"，但耗时且麻烦（主要是采药、熬药）；西医只能"治标"、缓解疼痛，但见效快是其优势；仪式治疗则是预测和心理疏导，"半信半不信"[1]（见表4-1）。一旦这种共识达成，人们就会依情境策略性地选择不同的医疗体系，或者是多种医疗体系叠加使用，以期达到药到病除或者缓解病痛的目的。

---

[1]　张珣（2000）亦比较了不同的医疗体系。

表 4 – 1　医患对不同医疗体系达成的基本共识

医疗体系	疾病类别	病因解释	治疗方法	功能	效率	费用
草医学	常见病、劳作损伤、慢性病	环境、生计模式、饮食	以草药为主，偶尔辅助于仪式治疗	"治本""断根"	缓慢生效	约定俗成
西医学	以常见病、慢性病为主	生物学	以西药为主，偶尔辅助于草药，少见仪式治疗	"治标""临时"	快速缓解疼痛	明码标价
仪式治疗	反复疑难病、命病	鬼神观念	以仪式为主，偶尔辅助于草药	预测、心理疏导	难以评估	约定俗成

三　对具体医生的信任

在当下的医疗环境中，西医无论是在合法性上还是在资源上，必然具有更大的竞争优势。因为地位相差悬殊，西医甚至不屑与草医和巫师竞争。如果说多元医疗之间存在竞争关系，那么主要的竞争不是来自各个医疗体系之间的竞争，它们互补、等级化的关系已经将竞争消解到最低，而是来自同一医疗体系的不同执业者，因为他们具有所属医疗体系本身的优势和劣势，大体上服务于同一个群体。谁将争取更多的患者？医术和费用自然是两个最为要紧的事项。然而，与城市医院将医生分为不同的职称等级（患者常用职称作为判断医生医术的依据）不同，乡村医生几乎没有这种职称划分，他们只是对常见病做出初级诊治，医术难见高下。在乡村社会里，医术和费用并非单独起作用，它们总是和地方社会的运行逻辑联系在一起，共同构成了普通村民选择具体医生背后的逻辑。

（一）　医术与人际信任

村里有四家西医卫生室，我在调查期间经常去卫生室观察病人和医生的互动。很明显的一个现象是，杨军的卫生室每天都有很多病人前来问诊，有时候卫生室的空间不够，病人不得不在卫生室外边的空地上打吊针；石刚的卫生室偶尔有些病人；黄家两兄弟的私人诊所建立至今已有十余年，有相对稳定的病人群体。村民直言，杨家现在已经是村里的首富了：在县城买了房子，家里有小汽车，在村里建了装修豪华的三层砖房。这些外在符号成为人们判断贫富的标准。与上文村民对巫师的恶言恶语不同，村民对杨军没有仇富心态，在言谈中总是给予他最高的评价。他们不仅信任他的技术（尤其是给小儿扎针的技术），而且相信他的为人。比如，杨医生态度好，轻声细语，无论男女老幼，都去他那里看病，他总能耐心地听病人抱怨病痛；有求必应，无论刮风下雨、白天黑夜，只要有村民（尤其是老年人）不方便来卫生室，他都尽快赶到村民家里问诊；费用相对较低，童叟无欺，不会随意加价。由于他的美名远扬，附近的村庄有老人小孩生病了，宁愿多走几十分钟路，也要来找杨军看病。

村民对草医的评价要随意很多，似乎更看重他们的人品，有时候会因为人品问题降低对其医术的预期和信任。村里有位草医的名声不太好，甚至有好心的村民提醒我别和他来往，以免上当受骗。这是一位49岁的草医，他和十岁的养女相依为命，住在简陋的房子里。他和我说了他的悲惨经历：年轻时在广东打工，右臂被机器碾压，不得不截肢，后来媳妇也跑了。他说他很聪明，很多东西一学就会，小时候就学会了编织各种篮子，后来跟随自己妹婿的父亲学习了接骨、治疗胃病和风湿病等医术，也略懂风水。但他从来不在村子里给人看病，认为村子里的人太势利，都看不起他，说他太穷。他宁愿去广西、贵州的村子里卖篮子，顺便给那里的人看病。当我和几个村民聊起他的情况时，他们对此不屑一顾，觉得这个人人品不好，建议我以后少和他打交道。村民对他的截肢另有判断，认为这不是在广东打工造成的，而是在贵州偷牛被发现了，被当地村民打断的。有了偷盗的恶名，人们对他的信任度降到最低，甚至有些讨厌他。

　　61 岁的杨全年轻时在上寨短暂地做过赤脚医生，后来去了广西，承包别人的茶园，靠采茶为生，偶尔给当地人治疗疾病。他 50 岁时才娶上一个 20 多岁的媳妇。这个年轻媳妇生了三个小孩，在生最后一个小孩时，据说是因为难产而死。后来他自己因脊椎问题做了大手术，出院后就回到了上寨村。回来后，他开过理发店，但因无人问津，很快就关门大吉。为了维持生计，他自己采摘茶叶，而在当地，这主要是女人的工作。每逢农历二、五、八（独峒镇）或者一、六（独坡镇）的赶集时间，他便带上自己的招牌，去集市上售卖草药以及少量中药。他的招牌上写满了各种疾病的名称，从胃病、风湿病、各种癌症到妇科病，大有包治百病的可能。有一天，我发现他把草药铺摆在了村委会前的空地上，但我观察了近两个小时，也没有一个人买他的药。

　　在村里，男人 30 岁还没娶上媳妇，就已经被列为"光棍"的候选人了。"光棍"的背后是一套相关的话语：懒惰、眼高手低、家境贫寒，或者自身有其他毛病。杨全到 50 岁才娶上媳妇，差不多已经背负了 20 年"光棍"的污名了。他和媳妇的年龄相差之大，令村民愤愤不平，每每谈起他时，都认为是他使了伎俩，"老牛吃嫩草"，为他的年轻媳妇感到不值。他媳妇因难产而死，被看成凶死，这加深了人们对他的反感。其他草医对他去集市卖草药也极为不屑，认为草医不是为了赚钱，而是为了帮助他人，不能将此作为生计。甚至他的邻居也直言："他就是一个江湖骗子，假如他的药真的那么灵验，他还用到处去兜售草药？他自己也不会被疾病缠身了。本村的人是不会上当受骗的，要骗也只能骗其他村的人。"

　　一位 70 多岁的老草医告诉我，他也会做仪式，但他自己不相信。他认为这是骗人的，是一些人为了糊口而做的事。他还在我的记录本上写下"迷信有损美德、迷信有损阳寿"的警句。他说，他从来不在本村做这种骗人的事，以免影响他在村里的名声，他做过几次仪式，都是去广西、贵州的村寨，这是一个策略性的做法。有一次在贵州给小孩看病时，他发现这家很穷，五个小孩都明显营养不良，以致身体虚弱。他做了简单的仪式后告诉主人家，他命中保不住这五个小孩，破解之策就是送两个小孩给别人。这家主人相信了他的话。两年后，他再次经过那户人家时，主人很感谢他，说他救了他的孩子们，现在他们都健康很多。这个案例颇具应用人类学的意味，即通过当地人相信的观念去改变他们的生存境遇，达到救治的目的。

我在村里调查时听说，隔壁村寨的乡村医生因为年老，没法打针，所以那里的村民也来上寨看病了。镇卫生院为了解决村民的看病难题，分派一位刚刚从医学院毕业的年轻医生去那里坐诊。但人们还是不愿意在本村看病，而是来到上寨看病。我了解到，这不是因为这位年轻医生的医术有问题，因为他不久后又被调到镇里的卫生院工作了，而是因为他刚刚入行，还不懂如何处理好与村民之间的关系，甚至对本村的村民也不熟悉。在长久的医患沟通和日常生活中，上寨的医生与本村村民和附近村寨的村民都非常熟悉。不仅村民对医生们有不同的评价，医生们也对各家的家境知根知底。患者可以根据自己的评价和喜好选择不同的医生，医生也会对患者嘘寒问暖，和他们拉拉家常，甚至会根据患者家庭的支付能力开出不同的药方。

上述案例展现了，在村庄良好的医患关系中，医术、名声、做人和信任之间的复杂关系。评价一个医生，不仅要看其医术，而且要看其名声，所以无论是草医、西医还是巫师，都尽量避免做有损名声、不懂规矩的事，否则他们将背负恶名，在与同行的竞争中处于劣势。吉登斯（2000）在讨论信任时，区分了人际信任和系统信任，他更强调系统信任。具体到医患之间的信任，在现代性的浪潮下，病人不是对某个医生信任，而是对医生作为一个职业或者说一个抽象的专家体系的信任。但我在上寨的研究显示出，村庄里医患之间的信任首先是建立在人际信任基础上的，这种信任有赖于医生在村庄里的做人态度和行为以及相关的舆论导向。它建立在日常生活的细节和事件之上，不是绝对抽象的，而是可以触及、描述的。做人①不仅影响到他们的日常交往，而且影响到人们对其医术的判断，从而将人际信任和技术信任糅合起来（余晓燕，2010）。建立良好的信任关系，进而发展为良好的医患关系，才能在同一医疗体系内部赢得美名，并获得竞争的优势。

（二）费用的人情化处理

在同一医疗体系内选择哪位执业者，除了看他的医术和品行外，费用自然是患者考虑的另一个重要因素。在西医门诊里，一部分摆在柜台里的常见药明码标价，容不得讨价还价；另一部分处方药（主要用于肌肉注射和静脉注射）则全凭医生划价。有时候，当费用超出了病人的支付能力时，病人不是要求药品降价，而是祈求医生减少一些非关键的药。医生自然要考虑病人家庭的支付能力，开了大处方，一来病人支付不起，到头来赊账，甚至成为死账，最后还得由医生自己承担；二来费用太高，医生容易背负乱收费的骂名，很难赢得美名。

四家卫生室的一些常见药，村民清楚哪家的药品贵一点，哪家的药品便宜一点。有时候，哪怕是便宜几角钱，人们也极为重视，因为这显示了医生之间的差别。在村里，多数家庭只有老人和小孩留守。很多老人不识字，根本不知道这些药品的价格。对此年轻人会在外出之前，交代村医，让他们先记账，等过年回来再一并结账或者直接刷医保卡结账。在这个大家不是同一个房族就是多少沾亲带故的村寨里，村医们没法拒绝村民的这些请求。实际上，他们愿意因此而带来更多的病人。他们需要做的就是记录好哪一天、什么病、怎么治疗、花了多少钱等详细情况，以便家里年轻人年末结账。我在村里调查时，还没有听说过村医因乱

---

① "做人"是一个人在私人交往生活的范围内处理日常交往实践事务的方式与行为倾向的观念，关乎人名誉的清白，具有某种平凡的、基础性的德行，参见廖申白，2004。

记账、多刷医保卡而出现的纠纷。医生们坦言，他们不会为此承担道德风险，但他们会为赊账太多、太久而苦恼，有些十年前的赊账，病人还没有还清，这增加了他们的垫付负担。所以当这些长久拖欠医药费的患者再来求助时，他们只能开点便宜的药，以暂时缓解病痛。

上文提及，上寨有四家以西医为主的卫生室。其中，两家是定点医疗机构，村民可以在这里刷医保卡消费；两家是私人诊所，由两兄弟主诊，村民不能在私人诊所里享受新农合医保。如此比较，这两家私人诊所并没有优势，但它们在村里存续了十余年，各自都有一些稳定的服务对象。按照湖南省有关新农合的政策，当地每个村民每年缴纳 120 元保费，当年可以返回 60 元基本药物费，在村卫生室使用，其他大病可以根据医院级别、行政隶属等条件享受不同比例的报销。在 2017 年调查结束时，村医告诉我，当年的医保费可能上升到每人每年缴纳 150 元。这样算来，如果家里有五口人，那么能在村卫生室直接刷卡的费用才 300 元。一两次的静脉注射（挂吊水）就花完了。一旦花完了医保费，他们在乡村卫生室和私人诊所看病，就没有多大区分了。在谈到经营私人诊所的经验时，其中一位医生告诉我：

> 我们这里主要是靠服务。病人什么时候有需求，电话打过来，我们就会过去。这还不够，来我这里（的病人）相对都是固定的，我也会在费用上有所考虑。比如，刚才走的那个病人，他上山时，砍柴刀掉到脚上，伤到了骨头。他现在每天都要来打吊针、消炎。现在有八次了，按照正常收费，得 600 多元，70 多元一次。但我们是表亲，我只收了他 300元。（20180726 黄宇医生）

后来我去了那位患者家。在谈到选择医生时，他表示倾向于这家私人诊所，因为他们有亲戚关系，收费低一些。对于患者来说，选择一个有亲戚关系（和其他关系）的医生看病，是照顾他的"生意"。医生并非不懂人情，他们会在费用或者其他服务上给予回馈。

我在这家私人诊所观察时发现，有村民买了药之后，发现小孩的咳嗽还是很严重，对此，他不是重新买药，而是把剩余的药拿来换其他的药。医生并没有质问什么，就像换普通的商品一样，很快就换了其他的药给他拿回去试试。这在城市医院，哪怕是城市的药品超市，都是不可能的。在城市的医院，患者可以在拿到医生处方或者付费后，要求退掉某些药品。但一旦药品取出，退费就变得不可能，至少程序会很烦琐。拒绝的理由很简单，因为药品一旦被取出，医院就无法保证这些药品没有被污染或部分被使用。在乡村诊所里，这种规则如果强硬执行未必不可，但可能会破坏已经建立的良好的医患关系。对于患者来说，剩余的药品，没有打开使用，自然不会被污染；药品没有效果，就等于自己白花了钱，拿去换效果更好的药在情理之中。对于医生来说，拒绝更换包装良好的药品，如同拒绝了病人上述合理的请求，而且患者质疑药品没有效果，等于在质疑医生的医术，如果不换药，则难以平息患者的质疑。而退一步，直接换成其他的药品，差价另算，被换的药不会作废，还会开出给其他的病人，对医生并没有损失，反而留下处处替患者着想的印象。上述这一情节的对比分析，使我们看到乡村医患间相处逻辑的微妙之处。

与之相比，草医给人看病，并不是他们维持生计的主要来源，更多的是助人和人情。一些草医告诉我，他们学习草医，主要是为了看病不求人，自己处理家人的疾病，但久而久之，左邻右舍、亲戚朋友生病了，也会求助于他们，他们自然不好拒绝。与西医的明码标价不同，草医给人看病，不讲价，费用完全由病人自己做主。"给多不嫌多，给少不嫌少"是草医们在谈到费用时经常说的话。过去村民找他们看病，一把草药一元钱，有时候一起给三元六角钱，现在也就十几元钱。偶尔有家境好的患者，病治好了，会支付上百元。当然，还有一些亲戚邻居来拿药，一分钱也不给。这些亲戚邻居当然熟知乡村的人情来往，他们会通过其他方式（如帮工、送点自家酿的米酒）来偿还这次的免费医疗，作为回礼。

村里的一位正骨师告诉我，他最近一次治疗骨折，是邻村的一位患者慕名而来。由于腿脚不方便，这位患者在他家吃住了一周，待伤势好转后才回家。其间，正骨师没有收取患者一分钱，吃住亦是免费。没过几天，患者和家人一起过来，带来了酒、猪肉、鸡蛋、大米、侗布以及其他仪式用品，请求正骨师做一次"断根仪式"，同时表达对正骨师的感谢。其实，在乡村社会的伦理关系中，正骨师也明白，除非患者及其家人不懂"礼"，否则他不会在这里白吃白住、看病不花钱的。他总会在未来的某个时日，以某种方式来表达感谢。治疗结束之后的"断根仪式"是信仰的一部分，但何尝不是礼物回赠的另一种说法呢？

在乡土社会里，支配人与人、家庭与家庭之间关系最为核心的机制当属人情伦理（阎云翔，2000）。在城市的制度化医疗中，医生面对的往往是一个个陌生的、甚少有私下联系的病人，而上寨的医生本身就是地方社会的一分子，他们面对的患者基本上是同村人或同房族的人，难免沾亲带故。这就意味着，乡土社会里，除了要处理医患之间一般性的治疗关系外，还需处理人与人、家庭与家庭、房族与房族之间的关系，人情伦理成为这种关系的润滑剂和黏合剂。将人情伦理带到医疗中，使村寨的医患关系不是冷冰冰的规则的呈现，而是有一些人情味儿。这种人情伦理，使不同的执业者各有自己的病患资源，患者有自己信任的医生，从而形成了村寨里相对稳定的医患结构。

本章的目的在于讨论人们求医问药的实践。对这一基本问题，经常有两种切入方式：一是直接以个案或者问卷统计的方式回答村民生病后，求助于何种医疗体系；二是在讨论各医疗体系的基础上，看不同医疗体系对应的疾病类型。在田野调查中，我发现人们具体选择哪种医疗体系，并没有确定的、刚性的标准，它带有日常生活的实用性和策略性的特点。对于长期的、严重的慢性疾病，患者经常是多种医疗体系叠加使用，共同应对身体不适和疼痛。而在对不同医疗体系的研究中，我也发现同样的现象，即每种医疗体系并非对应单一类型的疾病，在乡村社会中，各医疗体系的共融和杂糅现象明显。这提醒我们，在讨论人们求医问药的实践时，无论采用哪种研究路径，都要把患者的选择和多元医疗之间的关系共同纳入分析框架。

上寨作为一个侗族村落，就像中国其他村落一样，存在多元医疗的局面，这里有居于主导地位的西医，也有日渐衰落的侗族草医学，还有仪式治疗以及更为日常性的大众保健。村民的疾病多与人们的日常生活和生计模式相关，包括常见病、劳作损伤、慢性病以及需要仪式治疗的命病。而疾病、就医选择与医疗体系之间则呈现出一种复杂的关系。

首先，多元医疗的地位具有历史的变动性，这种变动性与国家权力、社会结构和村民的看病需求有关。草医学从昔日的主导地位走向衰落既与西医学的进入有关，也源于村寨的生计转型，但它并没有完全退出村寨，而是成为人们日常保健的重要知识来源；巫师经过历史上的打压后，在夹缝中求生存，同时面临着道德困境；西医从过去的补充角色转向如今的强势地位，既与国家的现代化进程有关，也与西医本身的优势有关，它适应了村寨的社会结构以及村民对诊疗效率的追求。

其次，多元医疗的互补共生与人们的疾病分类具有动态的契合性。在上寨，人们将疾病分为身病和命病。然而，从身病到命病、从药物治疗到仪式治疗，并非一一对应，而是一个连续谱。任何身病，只要难以治疗或者久治不愈，都可能被认为是命病，要求助于仪式治疗。在仪式治疗过程中，巫师也会辅助于草药，甚至西药。身病和命病界限的模糊性和连续性，决定了多元医疗互补共生的基本状态。

最后，村庄存在多样的治疗体系，人们究竟选择哪位医生，明显具有社会性和文化性。这取决于疾病的严重程度和对疾病原因的初步判断，然后定位具体的医疗方式。在此基础上，医生的医术、人品、态度，医疗费用，与医生的亲疏关系等决定了他们选择哪位医生，建立最为基础的医患信任关系。村庄医患之间的信任，首先是人际信任，这有赖于村庄的道德规则。从医疗体系的关系看，如果说不同医疗体系之间主要处于互补共生状态，那么同一医疗体系的执业者之间则主要处于竞争状态。他们竞争的砝码从表面上看是医术和费用，实际上和做人的品行以及乡土人情的维系相关，从而将医患信任和地方社会的运行逻辑结合起来。

在本章结尾，我还想就多元医疗的研究多说几句。上述"剥洋葱式"的层层深入的研究方式没有将多元医疗看成一个既定的、机械式的状态，也没有囿于多元医疗本身，而是将多元医疗置于历史、情境和关系的变动之中。这种研究路径表明，多元医疗并不是地方社会中的孤立事项，它与疾病类型、信仰体系、国家权力、生计转型乃至乡土社会的伦理原则紧密相关。一篇有关哈尼族阿卡人多元医疗的研究也指出，多元医疗与地方社会的文化秩序是相互建构的关系。一方面，地方社会的文化秩序影响了人们对病痛的理解和医疗体系的选择；另一方面，人们的求医和治疗实践又反复确认和维护宇宙秩序的权威，维持了社会 – 宇宙的更新与延续（王瑞静，2020）。借用医学人类学家赖立里、冯珠娣（2014b）的话：多元医疗为我们开启了一扇了解当地文化经验与日常生活的窗户。多元医疗的研究不应仅成为一个背景预设，而应成为我们分析地方社会关系和日常生活的一面棱镜。

上述研究同样显示出，日常伦理（ordinary ethics）[①] 可能成为多元医疗理论化的一个切入点。日常伦理关注的不是宗教的善与

---

① 有关日常伦理的更多研究，可参见 Das, 2012；Lambek, 2010；李荣荣, 2017。在本书的总结中，我还会就此问题展开讨论。

恶、人权、职业伦理、生物伦理等特殊的领域，也不是那些事先规定好的规则，更不是哲学家讨论的抽象主题，而是人们的日常行为和理解。将日常伦理引入对多元医疗的分析就会发现，一方面，多元医疗处理的是生老病死这些老生常谈的日常事宜，人们对疾病和医疗体系的分类与选择不是来自刚性的标准，而是携带了日常生活本身的实用性、随机性、动态的特征；另一方面，多元医疗不仅受制于一般的所谓医学伦理（如知情同意、不伤害等），而且处于人们的日常交往和日常生活的伦理范畴内。这调整着医患之间的关系，影响着人们的就医选择及对治疗方式的评判，使地方的医患关系不是制度化规定的形态和结果，而是日常交往在医疗上的一种显现。

第五章　道德生活

前文已经指出，虽然传染病仍不时肆虐，但慢性病已经取代传染病和急性病，成为影响国家经济社会发展、国人生活质量和寿命的重大公共健康问题。慢性病的长期性、难以（不可）治愈性、对个人和家庭的破坏、在人群中的不均衡分布、与地方医疗的关联以及它发生的生物－社会根源等均引起了人类学、社会学、公共健康等领域学者的兴趣（余成普、廖志红，2016）。在这些研究中，慢性病人的生活世界是最为基础性的核心主题，其主导性的分析框架和讨论焦点建立在英国社会学家伯里（Bury，1982）提出的"人生进程的破坏"这一概念的基础之上。意即，慢性病是一个破坏性的事件，它破坏了日常生活的结构以及作为其基础的知识形式，意味着病人要接受痛苦和苦难，甚至死亡（郇建立，2009）。

在伯里之后，一些研究者围绕慢性病是对人生进程的破坏还是对人生进程的强化、是慢性病导致人生进程的破坏还是人生进程的破坏导致慢性病等问题展开了诸多论争（郇建立，2009；何雪松、侯慧，2020）。尽管上述问题并无定论，但足以反映慢性病给患者乃至家庭和社会造成影响的复杂性。它在具有破坏性的同时，积极建构着人们对疾病的理解、对自我的认同乃至对生命和生活意义的重新诠释。我的田野资料也显示出，患者虽然面临着身体的苦痛、心理的失落乃至社会关系的调整，但他们不仅要生存，而且要努力"正常的活着"。按照医学人类学家克莱曼（2017）的观点，所谓"正常的活着"，就是面对危机和无常，人们仍然尝试在地方道德世界（local moral world）中过着有道德的生活。慢性病人的道德生活，意味着他们纵使处于患病状态，仍然珍视地方社会中的道德体系，努力按照社会文化期待的方式"过日子"。

在本章，我将用"道德生活"而非"带病生存"（郇建立，2022）或"人生进程的破坏"来展现慢性病人的日常生活，因为后者只是呈现了慢性病表象的、消极的影响，没有将慢性病人面对疾病时的生活方式和复杂的生活态度，以及他们与地方文化之间的关系展现出来。慢性病人的道德生活意味着以下三个方面。第一，他们不仅"带病生存"，而且尝试与疾病共处，寻求患病状态下的生活方式。患病之后，他们的生活方式不可能也没有完全得到调整，因为他们不可能完全改变过往的生活方式。他们部分遵从医嘱，以展现医学权威下的道德自我，但偶尔的放纵，或许是为了寻求社会关系的弥合。第二，慢性病人的求医问药、饮食起居、情感抚慰，单靠他们自身是困难的，家庭的参与在情感、认知和行为上影响到病人，以帮助他们面对疾病时重拾信心。在照护和被照护之间，患者和家人共同经历着痛苦、沮丧、愤怒等种种情感的波动，也共享着爱和团结，更经历着不断深化的道德意识和责任感（Kleinman，2008）。本章的案例同样显示出，在疾病照护上，家人当属照护的主体，但村寨里的照护则可能超出家庭的范畴，走向亲属系统。甚至从广义上说，那些日常在一起度过休闲时光的老友们同样彼此扮演着照护角色。也就是说，照护的主体，既是一种亲属联结纽带和村寨既有社会秩序的反映，也是一种道德和生活方式的选择。第三，面对严重的病痛，有道德的生活意味着他们要坚强地活着。这不仅来自生命价值本身，也来自非正常死亡（尤其是自杀）带来的文化冲突和负面效应。

一 与疾病共处的生活哲学

较之于急性病和传染病，慢性病的突出特点是发病缓慢、病程长。刚刚确诊时，人们还有一些抗拒，反问"为什么是我"之类的问题，但随着时间的流逝，与疾病共处、带病生活（而非生存）就成了常态。

这首先归因于人们对慢性病发病原因的共识和自省。正如第三章所言，上寨村民尤其是中老年人面对慢性病发生在自己身上的情况，没有多少自责，而是自然地把这种患病的经历延伸到年轻岁月的苦难以及当下生活的甜蜜。年轻时候的饥饿、劳累现在仍然历历在目，关节炎、椎间盘疾病被认为是过往苦难岁月在人们身上留下的印记。现在每日三餐温饱有余，喝酒吃肉也是家常便饭，这既象征着家庭的富足，也表明了生活的美好（余成普，2019b）。然而，糖尿病、高血压等慢性病随之而来，侵扰人们的身体。甜蜜的生活变成了"甜蜜的苦痛"。

疾病的社会类型学划分一方面来自既有文献，另一方面来自村民们对疾病的一般认识。这种认识超越了将疾病归结于自身，而是从过往的历史事件和生命历程中寻求患病的根源。它的一个结果是，实现了帕森斯在病人角色（sick role）理论中讲述的病人的第一项权利，即"病人对他或她的疾病状态不负有责任"（Parsons，1951）。除了精神障碍带有一些污名和歧视外（上寨的精神障碍患者寥寥无几），过量摄取类慢性病和过度损耗类慢性病，至少从发病的原因看，并不会带来道德负累，它们只不过是过往生命历程在身体上的呈现。

2018年我在调查时，村里的老赤脚医生杨玉告诉我，他现在也有高血压，但相对于其他村民来说，他没有关节炎。他说：

> 我年轻的时候是（赤脚）医生，也很辛苦，经常要上山

去采药。这比其他村民还是轻松一些，不用去扛木头。扛木头一天要走很远的路，身体差了都吃不消。那个时候全村的都吃不饱，我们也一样，口粮不够吃。现在生活好了，要吃什么有什么。我前些年头晕，去卫生室检查了一下，血压很高。我现在每天就吃一粒降压片。（20180723 杨玉爷爷）

时隔三年，2021年我回到上寨调查，颇有回访的意味。我看到了很多熟悉的场景，老人们还是喜欢在村里几个固定的地方坐着，但已经少了一些熟悉的身影。在调查的前三天，我在鼓楼和凉亭没见到杨玉爷爷，预想到不好的结果，一打听，得知他身体还是很好，只是最近很少来这里而已。2021年7月19日（我来这里的第四天）下午三点多，我去拜访他，他正在吃饭。看到我到来，他很高兴，如同老朋友见面一样，紧紧握着我的手，说我没什么变化。我见他依旧精神焕发、红光满面，也很是欣喜。

我以为他在吃午饭。因为这里的村民吃饭时间不是固定的，什么时候饿了，或者是手头工作忙得差不多了，才烧饭吃。但他不是，他告诉我，他现在是少吃多餐，一天四顿饭：早上吃一点，中午吃一点，下午三点多吃一点，晚上吃一点。现在这顿饭是下午饭。他吃得很简单，用茶泡饭，以清煮黄豆和猪血汤为菜。他不吃辣的，也不吃咸的。以前用茶泡饭时还加一点盐，现在什么都不加了。这种生活方式年轻人受不了，所以他不愿意和儿子他们一起用餐，自己烧饭，自己吃。现在他还种几分田，也上山砍柴。他认为这对身体有益，也节省了煤气的费用。说起健康，他特意从卧室里找出几本有关老年人保健的书，告诉我他现在没事就看看这些，也遵照保健要求生活。说到这些年的身体变化，他有些感慨：

现在血压基本平稳了，每天还是吃一粒降压片。以前的支气管炎也好了很多，不怎么咳嗽了。这个和不吃辣的、不吃咸的有关系。现在就是肚子还是有点大，坐的时间有点长。
（20210719 杨玉）

　　杨玉说的"坐的时间有点长"，直到我发现他的"风水宝地"才明白。一天下午我在村里闲逛，经过一片屋前空地时，发现我的几位关键报道人都坐在那里，杨玉也在其中。这里临近河边，午后凉爽，且房屋主人举家外出谋生，来这里避暑也不会打扰主人。他们以前喜欢去的鼓楼新修了木板后，虽然冬天不透风了，但夏天闷热，而凉亭附近最近几个月在新建砖房，噪声很大、灰尘弥散，他们也不愿意去。以后几乎每个没有下雨的午后，我经过那片空地时，总能看见杨玉和其他老人们。他们依然喜欢扎堆，一坐就是三四个小时。其中一位 93 岁的老人（村里的老寿星）还从家里带来了唱机，放着他们喜欢的侗族民谣。在缓慢低沉的音乐中，老人们度过了一个个午后。

　　实际上，"久坐"和扎堆聚集都在公共空间里发生，它们是一体两面，很难单方面评定。虽然"久坐"的生活方式是人们"发福"的一个源头，但老人们扎堆聚集，不仅消解了寂寞和苦闷，也造就了积极乐观的生活态度。这种顾此失彼的矛盾性看似难以消除，但假如让老人们回忆年少时在公共空间里的生活，他们总是以一种让人艳羡的神情告诉你，那时候在鼓楼里，尤其是农闲时候，人们不是静坐，而是总喜欢三三两两摆弄一下芦笙，甚至不同鼓楼之间相互"串门"，举行芦笙比赛，看谁的声音响亮、好听，能够在气势上压倒对方。赢的一方不会获得奖赏，但压倒对方，就已经乐在其中了。如今，众多年轻人外出务工，加上新冠肺炎疫情的影响，使传统民间技艺（吹芦笙，织侗布、侗锦等）面临失传的危险，集体项目比赛和表演无法进行，延续下来的就是老人积聚而坐、偶尔听听侗族民谣的休闲生活了。

　　其次，与疾病共处，对于那些没有完全丧失自理能力和劳动能力的患者来说，并没有像帕森斯所言的患者因疾病豁免了自己的日常角色和义务（Parsons, 1951），而是依然力所能及地帮助家庭减轻负担，努力扮演着必要的家庭角色。

和中国的大多数村庄一样，上寨存在严重的空心化现象。一些年轻的母亲在婴儿断奶后，把抚育后辈的责任交给老人，自己跟随丈夫进入城市的工厂和车间里。老人们当然知道，乡村的卫生室一般比较简陋，只能处理一些常见病，乡镇、县城或者更远的省会城市的医院，医疗条件更好。尽管现在村里去乡镇、县城的交通越来越方便，但不到万不得已，老人们还是很少去乡镇和县城看病。这自然有成本的考虑，比如交通、报销比例的问题，但一个重要的问题是，去村庄外的医院看病，老人们在没有年轻人陪护的情况下，去哪个科室、找哪位医生，甚至挂号、缴费，都成问题。假如还需要住院，那就更麻烦了，家里老伴需要照顾孙子孙女，自己根本没有人照顾。打电话让儿子、儿媳回来，无疑会给后辈增添不少负担，这是老人们不愿意的。他们宁愿选择在村里的卫生室或者找草医、巫师看病，甚至自我处理，也不想去乡镇、县城或更远的省会城市的医院就诊。

60多岁的石根爷爷住在半山腰一栋宽敞的木房里。他家里共有九口人。两个儿子已经结婚，最小的儿子尚未找到对象。按照村里的一般规矩，有几个儿子的家庭，其中一个儿子结婚后，很快就会分家。但由于年轻人常年在外打工，只是过年回家团圆一次，分家的意义已经不大。这些年他的腰和左腿的膝关节痛得厉害，但他并没有因此闲下来，现在每年还种了五亩田，有4000多斤的粮食产量。家里的常住人口实际上只有他、老伴和一个三岁的小孙子（另一个大孙子随父母外出上学），一年到头消耗不了多少粮食。但经历过饥荒的他，还是舍不得卖掉多余的粮食，他把吃不完的粮食晒干，都放在一楼一个硕大的铝桶里。他告诉我，他虽然年龄大了，身体也大不如前，但在家不能总是闲着。他们这一辈人也闲不住。他白天放牛，傍晚回来在鼓楼休息时，会带着小孙子，这样老伴才能抽身出来准备晚饭。

一天上午，杨吉爷爷在路上碰到我，邀请我去他家坐坐。我跟着他走到山边的木房里。一楼黑漆漆的，我只能借着穿过木板的一点点散落的光，才能慢慢前行。猪粪、鸡粪的味道呛鼻难闻，苍蝇、蚊子嗡嗡乱窜，这让我想到这家的女主人是多么不讲究卫生。我跟着杨爷爷走到他家的二楼，一位老妇人正坐着采摘一扎扎树枝上的药果。她向我微笑，但并没有起身，也没有多余的话。我和杨爷爷聊天时，才知道他家的处境。他和老伴同岁，都是1955年出生的。他们有三个儿子、四个孙子、两个孙女，全家14口人。和上面的案例一样，出于同样的原因，他们没有分家。现在孙子孙女都跟随父母在外地读书，家里实际上就只有老两口了。

我了解到，老妇人正在采摘的药果，拿到村里药材收购站去卖，2.5元一斤。这是杨爷爷从山上砍回来让她采摘的。其间，老妇人起身去倒装满的篮子时，我才发现，由于严重的脊柱变形，她的腰已经直不起来了，走路时上身与两腿之间几乎呈直角状态。上个月，她由于脑梗死，在县城医院住院一个月，花费了两万多元，费用由三个儿子平摊。她现在血压也很高，在医院里还查出了糖尿病。几种慢性病共存于这位老人身上。年轻时，为了养活一家人，她勤劳、节省。如今，因为疾病缠身，她已经没法出去干活了，甚至下到一楼也异常艰难，这是她家许久没有打扫一楼的原因。然而，老人不想成为家里的负累，还是想给家里减轻负担。她现在每天在家里采摘的药材，可以卖20多元钱。另外，烧饭、洗衣服仍然是她的工作。

2021年暑期我走访了十几位慢性病患者，其中一位中年妇女的境遇让我难以释怀。一天上午十一点多，我返回村小学准备吃午饭时，路过村里有名的芦笙制作师傅（国家级芦笙制作技艺传承人）的家，本想进去寒暄几句，问问他前几日的感冒有无减轻，但他家大门紧锁，倒是隔壁砖木结构的房子里传出了电视声。在我的印象中，这一户很少开门，我几乎忘记以前是否到过他家。一楼的门半开着，里面放着各种杂物，包括摩托车和农具等。我径直走上二楼。这是一间大概有 100 平方米的宽敞客厅。客厅的周围放着一些收起的桌子和小板凳，这是很多家庭都有的，因为少不了的红白喜事需要用到这些基本的家具。客厅中间有一个地铺，上面铺着凉席，还有一条皱巴巴的被子。一位有些肥胖的中年妇女，坐在凉席上看电视。看到我进来，她勉强站起来，侧着身体向我迎来。我向她打招呼，她嘟囔了几句，说话不是很清晰。她的丈夫听到声音，从旁边厨房里走出来，欢迎我的到来。

出于寒暄，我问大叔和大妈身体还好吗？大叔说他身体还硬朗，但大妈已经差不多病了十年。她 2012 年突发脑出血，被紧急送到镇里的卫生院，但那里的医生不敢收治，所以她又被送到县城的医院抢救。当时总共花费了七万多元，报销了一万多元，自己花费六万多元。他说：

> 那个时候，我们不知道她有高血压，也没有去量。谁知道那么高。她年轻的时候很壮。我们家这个房子是 2009 年盖的，木头都是我们俩自己从山上扛下来的。那个时候很多男人都比不过她。（20210721 杨福夫妻）

大妈在旁边听着，不时地插上几句。由于听不太清楚，大叔帮我翻译，意思是她年轻时很累，家里两个儿子都要上学，她要出去干活，还养了三头猪。现在大儿子结婚了，生了小孩，小儿子尚未结婚，都在外打工。她出院回来后，走不了路，每天都是躺着，半个身子动弹不得。虽然现在好转一些，但也只能侧着身子走路，吃饭、上厕所、洗头她都能自理。大妈听到我们说到洗头，连忙向我演示她如何用尚且灵活的右手洗头：先搓右边，然后努力去够着左边，最后再用花洒冲一冲。但她还是不能独立完成洗澡，需要大叔帮忙才行。

我告诉大叔，我每次经过他家时，总是关着门，就没有进来。大叔说，他们像其他村民一样，去山上采茶了，早出晚归。

"那大妈一个人在家?"我问道。

"一个人?没有,她跟我一起去采茶。"

他看出了我的疑惑,继续说:"早上我骑摩托车上山,她坐在后面,用带子绑在我身上。"

"她去陪你?"

"她坐在板凳上采（茶）。"

大妈也过来插话,意思是她右手还是可以动的。"坐在板凳上,慢慢采。这些天太热了,头晕。今天就没去了。"

我有些泪目,很难想象一个需要别人照护的中年妇女,在仅有半身还灵活的情况下,被丈夫绑在摩托车后面,带去茶地里在高温下采茶的场景。我知道乡村生活的不易,所以不会去批评她的丈夫为何如此对待一位患者。其实我明白,在近十年的患病历程中,可能正是由于她丈夫的悉心照料,她才可能有所好转。面对疾病,她不可能回到年轻的时候,那时"很多男人都比不过她",她如今能做的,就是尽量生活能自理,在"右手还可以动"的情况下,像村里其他妇女一样,上山采茶,为家庭出一点力。

与疾病共处,还意味着即使患有多种慢性病,人们也不愿意脱离村寨的公共生活,缺席公共事务。村寨里但凡有红白喜事,房族、亲戚悉数参加自不必说。正如上文所说,在日常的生活中,人们总是在有事没事的时候,去村里的公共空间坐坐。妇女们虽然甚少去鼓楼,但她们有自己的公共空间,或是在小河边,或是在自己屋前的空地上,或是在村里某家妇女经营的小卖部里。我通过观察发现,人们来到公共空间,不是为了获得消息,也不是为了说说话,他们把"报到"本身看成目的。有时候坐了两个小时、抽了几袋烟,什么都没说,就又回去了。第二天还是如此。来公共空间坐坐,大概成为中老年人尤其是男人每日的必修课。2021年我再来调查时,家家户户虽然都在忙着采摘茶叶,但傍晚时分,人们还是喜欢在公共空间歇歇脚,再回去烧饭,或者吃完饭后来到这些地方坐一坐,再回去睡觉。

　　我在前面章节中介绍的杨连爷爷，已经80多岁了。我记得过去他几乎是风雨无阻地每天都在鼓楼那里歇息。2021年我来村里的第二天，去鼓楼看看，老人很少，也不见他。他已经眼盲，现在和大儿子住在街边的砖房里，过来不方便。一天上午十点多，我在鼓楼和老人们聊天，远远地看到一位瘦小的老人由年轻人搀扶着缓缓地走过来。原来是杨连爷爷。我欣喜地站起来，小跑过去帮忙搀扶，"杨爷爷，您还记得我吗?""是余老师吧?"他声音有些颤抖。他居然还能听出我的声音。我扶他坐下，他告诉我，去年他眼睛看不见了，自己年龄太大，也不想去做手术了。他有两个儿子，每月轮流照顾他。但他更喜欢住在大儿子家，因为大儿子和孙子都在家。小儿子出去打工了，只有儿媳在家，他觉得不方便。这个月在大儿子家，不下雨的话，他在家憋急了，就让孙子搀扶他来鼓楼坐坐，到吃饭的时候再把他接回去。那天在鼓楼，我们聊了很多过去的事，快到吃饭的时候，他的家人来接他，他还有些不舍，叮嘱我，明天他还来，到时我们再聊。

　　我在鼓楼调查时发现，这些中老年村民大多患有慢性病，主要以高血压、风湿病、慢性肺炎为主。他们不愿意待在家里，即使跌跌撞撞也要走进公共空间，感受村里的公共生活。假如哪一日他们真的不能来了，那不是他们不愿意来，而是他们的疾病已经严重到不能来了。在每日必来"报到"的老人中，杨辉爷爷（前文案例中也有提及，2021年去世）总是乐呵呵的，在夏日的早上，他吃过早饭，大概八点的时候，就会从自己山边的木房子里走出来。受严重的关节炎、高血压侵扰，他每走十几步就要歇一会儿。相对于封闭在自己家里，他更愿意每天（假如天气适合的话）出来走走，来鼓楼和村里的老人们拉拉家常。有时候甚至坐了半天，几乎没有说什么话，但只要来到鼓楼，他就觉得特别放松，心情也开朗很多。

　　杨辉是村寨有名的治疗蛇毒的医者。在他20多岁的一个夏季，他上山采摘杨梅（用于制作杨梅酒）的时候，不幸被一条四五斤的毒蛇咬伤。他把毒蛇打死后才回到家里，但很快出现晕厥，当被送到牙屯堡乡（现在已调整为镇）的一位治疗蛇毒的师傅家时，已经错过了最佳治疗期。为了保命，他被锯掉了被咬伤的食指。后来，他跟随这位师傅学习治疗蛇毒。相传只有被蛇咬过的人才能学习治疗蛇毒，否则一旦学习，必被蛇所咬。这一禁忌，最大限度地限制了村里学习治疗蛇毒的村民的数量。在这个近 3000 人的村寨里，专门治疗蛇毒的村民只有三位，以杨辉的医术为最高。最近几年他的关节痛得厉害，有时候根本下不了床。他告诉我，即便这样，村民有需要时，他也愿意帮助他们治疗蛇毒。

　　2018 年暑期调查的一天傍晚，我路过鼓楼时，他正要起身去给一位村民换药。他知道我对医药特别有兴趣，所以主动提出来让我跟他一起去。这位伤者 70 多岁，住在偏离中心村寨的大江生产组。一天早上，他送小孙女上学时，左脚不幸被毒蛇咬伤。家人知道后，马上给杨辉打电话，请他准备草药，同时将伤者很快送到中心村寨的一位亲戚家。杨辉不顾自己的关节疼痛，从自家屋后的草药园拔了几根草药就赶到伤者的亲戚家。由于治疗及时，老人家的伤势没有大碍。我们走进伤者的亲戚家，杨辉关心地询问伤者的感受，又观察了他左腿的肿胀情况，满意地说："再过几日就会好的。"然后，他把伤者的纱布（普通的白色网布）揭下，把新的草药搓碎，糅合成糊状，敷在伤口上，再仔细地把纱布缠好。临走的时候，他耐心地叮嘱伤者，尽量少移动，多在亲戚家住几天，再换两次药就痊愈了。在整个治疗过程中，杨辉展现出的是耐心的、让人信任的医者形象，很难想象他自身还是一位被多种慢性病缠身的患者。

　　我们准备起身离开时，伤者的亲戚从厨房走出来，说晚餐已经准备好，一定要留下我们用餐。我在村里调查，知道这里的风俗，临近用餐时分，在别人家吃饭是再寻常不过的事情了。我还是担心这会给主人家增添负担，就婉言谢绝了。杨辉对我说，如果我留下，那么他也会留下。我只好留下来。伤者刚刚上药，喝不了酒，没法勉强。杨辉居然要了一杯杨梅酒，似乎已经忘记医生对他的叮嘱了。觥筹交错，气氛很融洽。在送杨辉回家的路上，我提及他是否有戒酒的打算。他居然肯定地告诉我，他不仅早已经戒酒了，还戒烟了。不过，他立马带有几分尴尬几分得意地笑着说："在关键的时候，还是要喝一杯的。"我知道杨辉说的关键的时候，不是自己独处的时候，而是遇到特殊的场合（如红白喜事、去别人家做客之类）。今晚他喝酒，大概是为了陪我这个客人，他担心假如他不喝酒，我也会有所拘束，这势必会影响酒桌的气氛，也对不起主人家的盛情款待。

最后，我想补充一点：与疾病共处还意味着总体上他们保持着乐观的心态。上寨男人们最为重要的休闲方式，除了上文说的在鼓楼和其他公共空间闲坐外，恐怕就是养鸟和斗鸟了。村民们毫不掩饰地说，他们养鸟是为了斗鸟，但并不是每只鸟都能在斗鸟比赛中获得名次，从而获得奖金，时间一长，养鸟本身就成为生活中的一种情趣。2021年我在村里调查了几位脑梗患者，虽然他们有些行动不便，但养鸟的兴致并没有消退。

这天早上，我照例到老村部一楼的小卖部去坐坐，因为这里每天都坐着很多村民，有些是买东西的，有些像我一样，只是来坐坐而已。其中有一位叫杨良的，我虽然经常看到他在这里歇息，但我没有去过他家，于是主动提出去他家看看。他说他现在住在弟弟家，他的老房子在这附近。我提议去他的老房子里坐坐。没几步远，上个小坡，就看到一个砖木结构的老房子。房门上挂着牌子，上面写着户主名（杨良）和房屋结构（砖木结构），这是村委会登记房屋及危房时留下的信息。

杨良出生于1963年，40多岁时就离婚了，他和前妻有个儿子，但儿子到18岁出去打工后，就再也没有回来，也没有任何讯息。杨良说，儿子已经不认他这个父亲了。杨良患有慢性支气管炎，说一会儿话，就猛咳几声。即便是上家里的二楼，他也气喘不已。这是几年前发病的，但问题不是很大，晚上睡觉偶尔咳嗽，咳醒了还能再继续睡。麻烦的是他最近半身有点麻木，左手没有力气。前不久他去县城医院检查，被诊断为脑梗死，外加肾结石。他在县城医院住院两天，由于没有参加新农合，完全自费，花了2000多元后，他就要求出院了。出院时，护士交代他要多运动、多走路，建议他买一个小握球，没事左手活动活动，但他不知道哪里能买到。现在他吃的药是阿司匹林肠溶片，一天一片。他遵照医嘱，每天早上起来就在家里甩甩膀子、提提腿，说着还向我演示如何运动。

　　我们聊了一个多小时，我起身准备离开时，被清脆的鸟叫声吸引住了。这是他养的画眉鸟。他过去养了五只鸟，后来卖掉了四只（每只100~200元），只留下一只解闷。现在这只鸟还太小，等再养一养，就可以去参加斗鸟比赛了。他有一个250多人的斗鸟微信群，群里每隔十多天，就有人组织村寨和三省交界的村民去三省坡上的一个农家乐斗鸟。参加斗鸟的村民需要交报名费，100元或者200元。斩获一等奖的鸟主人不仅可以得到三四十斤猪肉的奖励，还可以得到2000~3000元现金（根据当天斗鸟的报名费额度而定）。我后来得知，村里一位80多岁的老爷爷在最近的一次斗鸟比赛中获得一等奖，为此他还请了一些老友去他家吃肉。我去那位爷爷家拜访时看到，他家的墙上挂满了各种斗鸟获得的锦旗，他也饶有兴致地给我讲了养鸟和斗鸟的很多知识及趣事。

　　尽管身体有诸多不适，但对于养鸟的生活乐趣，杨良并没有放弃。他虽然现在半身麻木，走路也很吃力，但依然坚持着"一提、二喂、三洗澡"（提着鸟笼，经常遛鸟；喂养，包括水和鸟食，如蝗虫、鸟饲料等；时常给鸟洗澡）的养鸟规则，每天早上提着鸟笼在村寨附近给鸟找点吃的，有时候他在老村部那里也把鸟笼挂在附近的墙角上。他家有个竹筐，竹筐底层不仅铺着麦麸，也养了很多小虫，这是专门供鸟吃的。他担心鸟吃不饱，还买了专门的饲料——贵州李氏鸟食，十元一袋，可以够鸟吃一个月。夏天的午后，他习惯带鸟去附近的小河边，把鸟笼放在不太深的水里，然后就远远地看着小鸟在水里扑通扑通自己洗澡。洗完澡的小鸟拍打着翅膀，水雾四散，显得格外精神，他也乐在其中。他每天都在遛鸟，但小鸟何尝不是也在"遛"他、与他为伴呢！

这一节案例很多，我做个总结。医学专家经常给慢性病人提出诸多保持健康的建议，但患者要么我行我素，继续保持既往的生活方式，要么只是部分调整生活方式，甚至坚持了一段时间之后，又回到了原先的状态。面对患者的依从性较差问题，学者们习惯于将其归因为患者自身的知识、决心或者毅力（余成普、姚麟，2016）。上文的案例试图展现出，人们生活方式的部分调整，实际上展示了人们对疾病和生活的态度。一方面，他们既然被认定为患有慢性病，不做一点调整，似乎也真的成为"不听话"的病人，有被道德责难的风险；另一方面，对于那些没有出现严重身体病变的村民来说，慢性病只是过往生命历程在他们身体上的显现，这不是自己能控制的，他们既不会为此责备自己，也不会拒绝当下的"美好生活"。他们不想与既往的生活方式完全切断，过着病人特有的生活，因此失去与社区的联系。"病人"这个标签和符号，只是在求医问药的过程中才得以显现的，而在日常的家庭和社区事务中，他们是家庭的一位成员、社区的一分子，从而扮演着部分家庭角色，并继续在公共生活中发挥作用、在休闲生活中寻求生活的乐趣。

二　照护的模式

在讲述上寨的照护模式之前，我们先看全国的几组基本数据。老年人是慢性病的高发群体，所以下文的案例大多是讲村寨的老年人，老年人的照护和养老情况对我们从总体上把握照护的模式具有参考价值。2018 年全国第六次卫生服务统计调查从全国 60 岁以上的老年人中抽取 69342 人开展调查，结果显示，失能的比例为6.7%，其中农村为 7.6%，高于城市的 6.0%；起居生活需要照顾的比例，农村（12.8%）高于城市（10.9%）。在这些需要照顾的农村老年人中，由配偶照顾的比例为50.0%，由子女和其他亲属照顾的比例为46.3%，由保姆等其他照顾的比例为3.3%，无人照顾的比例为0.4%。在被调查的老年人中，90.7%的老年人希望居家养老，其中农村的比例（93.9%）高于城市（87.9%）（国家卫生健康委统计信息中心，2021：116～123）。接下来我们将结合村寨的案例对照护模式及其意义展开讨论。

慢性病发病过程的隐秘性、长期性，决定了它对患者影响的渐进性。对于那些发病不久、生活完全可以自理的患者来说，他们或许压根不会把疾病放在眼里，依然过着既往的生活。然而，随着时间的流逝，药物越来越不起作用，身体每况愈下。当疾病发展到严重影响他们的生活时，他人照护成为必然。家庭照护的重要性，既体现在经济支持上，也体现在照护行为和日常情感上。慢性病的治疗及所需的医药费用，自不必说。当医学（尤其是生物医学）对慢性病发挥不了太大作用的时候，民间的草药乃至仪式治疗都将派上用场。然而，慢性病的顽固性显示出所有这些医疗措施都可能只是缓解病痛。当慢性病无法得到治愈时，治疗渐渐成为辅助，而日常的照护则成为生活中的重要部分，也造就了家人共同的道德体验。

在上寨，还没有患者尤其是患病老人被送到养老院和相关照护机构里的个案，他们都在各种亲属关系的联结中得到照护，尽管存在照护质量的差异。和全国的统计数据一致，家庭依然是照护的主体。在这个空心化的村寨里，最大的可能是一位患病的老人由身体还算健康的老伴照顾着。假如老伴过世或者自身难保，那照护的责任就落在子女身上，尤其是成年的儿子身上。如果是母亲生病了，那么外嫁的女儿要责无旁贷地承担起更多的照护责任，但医疗费用主要还是由成年的儿子承担。以下我以案例的方式展现上寨三种常规的照护模式，也将一些例外情景和照护纠纷呈现出来，最后总结这种照护体系的意义及局限性。

模式 1：配偶照护

村里的杨爷爷和他老伴同岁，1953 年出生。十多年前，他的老伴因患有脑血栓而引发瘫痪，但那时候她还能说话，拄着拐杖也能慢慢走路。我 2017 年在村里调查时，她的状况变得糟糕，已经不能说话，生活完全不能自理（2018 年去世）。为了防止她歪倒，白天杨爷爷用一根粗带子将她绑在一张定制的靠椅上。老人有一个儿子、二个女儿。三个子女皆已成家，都在外打工。小孙子在村里上学，平时由老人照顾，暑假时才会去城市和父母团聚。杨爷爷很自豪地告诉我，老伴生病前精明能干，经常参加村里的侗歌表演。他们家以前养两头牛，每年还养三头猪。自从老伴生病后，家里便不再养猪养牛了，现在仅仅种一点家人的口粮。家里为她的病已经想尽了办法，甚至请人做了一个星期的仪式治疗，但都无济于事。老人只是每天吃降压药，没有接受其他的治疗。杨爷爷有些无奈又有些伤感地说：

> 我现在去田里，也不得不一个小时回来一次，生怕她摔倒。最难处理的就是她的大小便，有时候一天要换几次衣服，衣服晾干是个问题，房间也全是臭味。没办法，不照顾她不行啊。（停顿许久）如果（我）不爱她，她早就不在了。（2017 0725 杨爷爷）

我几次去他家拜访，除了房间里的异味外，还能闻到杨爷爷一身的酒气。我有些不解，面对如此窘境，他怎么还有心情喝酒？杨爷爷突然笑起来，一句话道出了生活的真谛："日子还得过啊。"面对生活的不幸，人们总有种种痛苦的、无奈的体验。然而，他们并没有因此而放弃对生活的希望，人的有限性和希望并存在日常生活的伦理中。恰如克莱曼（2017）富有哲理地告诫我们的，危机和无常本来就是我们生活的一部分，重要的是我们要勇于面对我们生存的环境，我们要睁大一只眼睛，看清这世界的危机性和我们人类环境的无常性，却必须闭上另一只眼睛，如此我们就看不到这些负面的事情，可以继续乐观地过我们的日子，这样我们才能过有道德的生活。

村里另一位半身不遂的患者是 50 多岁的男性村民。几年前他在广西帮人扛木头时突然摔倒，同村的工友将他送到医院，被诊断为脑出血。住院几个月后，他能慢慢地站起来。2013 年我在村里调查时，让我印象深刻的是每天经过他家附近的小卖部时，他总在小卖部前面的一块阴凉处静静地坐着，身旁放着一根长长的木棍，那是他的拐杖。他喜欢抽烟，其他村民在抽烟时，也会主动发他一支。2017 年我再次来到上寨时，他已经没有办法移动到那块阴凉处了。我去他家时，他靠在楼梯上。他老婆正在一楼清理牛粪。炎热的夏天，苍蝇四飞、蚊虫嗡嗡，但他们早已习惯了这样的生活。他虽然努力地跟我说话，但我几乎听不清他想说什么。最近两年来，他的身体状况要差很多，现在除了降压片外，已经不吃其他药了。整个家庭的生计都靠他老婆维持。她不仅种了四亩田，还养牛，和其他家庭一样也种了一点茶树。她告诉我，现在最不好处理的是他的大便。因为她个子小，挪不动他，每次帮他上厕所都累得满身是汗。但即便这样，她也没有让屎尿留在他身上。我和他老婆在聊天时，他就默默地听着，有时候也会"嗯嗯"几声。我注意到，说到处理大小便时，他有些尴尬，艰难地向他老婆竖起了右手的大拇指，各种复杂的感情交织在一起，眼泪瞬间流下来。

以上是我列举的配偶照护的两个案例。在我接触的需要照护的慢性病患者中，配偶充当了最主要的照护者。读者不能将此理解为子女不承担照护的责任或者责备子女不孝。实际上，配偶之间的相互照护，是村寨空心化家庭的必然选择。身体康健的老人，有时候不仅承担了照护老伴的责任，还要帮忙照顾孙辈，以使年轻夫妇外出务工时无后顾之忧。在如此的家庭安排中，年轻夫妇外出务工是家庭的生计来源，而老年人的照护和被照顾则维持了家庭形态和情感关系的基本存在。然而，当疾病变得严重或者年迈的配偶无力承担照护的责任时，外出务工的年轻夫妇仍需从维持家庭的整体出发，回来一位（往往是挣钱较少的那位）充当临时的或长期的照护主体。这样，配偶照护的模式就变成了儿子（儿媳）照护。

模式2：儿子（儿媳）照护

村小学附近的一户人家建了宽敞的四层楼房，这是夫妻两个长年在广西帮人扛木头累积财富的结果。现在家里有两位80多岁的老人，四个小孩（三女一男）都在上学。2018年我去这户人家时，45岁的女主人正在一楼打扫卫生。她告诉我，当年她哪里都没去，因为两位老人身体都不好。公公眼睛不好，看不见，现在卧床不起，需要照顾；婆婆下不了楼。20年前分家时，她丈夫是最小的儿子，两位老人都跟随他们，帮他们料理家务、照顾小孩，这样夫妻两个才可以放心地去广西伐木。他们住在山上，一去就是好几个月。现在小孩渐渐长大，两位老人的身体却不好了。老人年岁已高，村里的医生来了几回，都觉得治疗的意义不大。家庭照护成了最后的尽孝之道。尽管现在要负责照顾老人的饮食起居，但这位女主人没有任何抱怨，而是强调她和丈夫对老人们的感激。她觉得照顾老人是应该的，这是每个子女（儿媳）都会经历的。

2021年杨姓的祖宗节（农历六月的己卯日）那天，村街上卖猪肉的贩子多了一些。我早上去老村部观察时，老板都已经卖出半个猪的肉了。他说平时他不卖肉，只是过节才卖。杨胜（1964年出生）在那里坐着，他说话还算清晰，但明显不利索了。他买了一斤多的猪肉准备回家，我陪他一起走走。他说今天是他们杨家的祖宗节，要吃点肉。说到吃时，他不忘邀请我晚上去他家做客。这是侗族人的寒暄之道。他可能知道我不会去他家用餐，但邀请总是必需的。

他走路缓慢，也很笨重。早两年因为高血压出现脑梗，他被紧急送到县城和靖州救治，那个时候他儿子照顾他。出院后，他儿子又继续外出打工了。现在他走路还是吃力，有些头晕。说起年轻时候的自己，他还是很兴奋，那时候他力气很大，能扛起400斤的东西。但现在做不了什么事了，楼下储备的粮食也是前几年的余粮，有200多斤稻谷。

他家是一栋破旧的全木质房屋。一楼乱七八糟地堆放着各种杂物，废弃的猪圈和牛圈显示他家过去的生计模式。一楼靠近楼道的拐角处，建了一个大约五平方米的洗澡间，里面装有电热水器。洗澡间旁边，放着一台品牌已经看不清的洗衣机。最显眼的是停着一辆几乎全新的"豪爵"牌摩托车。这是他2019年买的。后来他病倒了，儿子也外出务工，就再没有骑过。

上了二楼，我还没来得及打量整体环境，只见一位老人躺在一张1米左右宽的简易床上，破旧的被子盖着半蜷着的身子。老人旁边放着旱烟袋。我跟他寒暄几句，他嘟囔了几声，我没能听懂。这是杨胜的父亲，今年80岁。他患有脑梗，虽然生活能基本自理，但已经很久没有下楼了。现在家里只有他们两个人。一位患病的儿子照顾另一位患病的父亲。杨胜说，一日三餐都是他准备的，早上七点左右、中午十二点到下午一点、晚上六点左右用餐。由于身体不好，他们晚上已不外出。家里有台电视，1600元买的，现在坏了，没修好。晚上吃饭后，他们7点多就上床了。他玩玩手机，老父亲就坐在小床上抽旱烟。

杨胜说他的命不好，儿子出生三年后，老婆就去世了。儿子现在30多岁，还没找到对象。杨胜还有一个哥哥，今年去世了。杨胜的妹妹嫁到了附近的美冲生产组，很少回来。所以照顾老人的责任就落在他身上。考虑到他家的境况，2020年他家被确定为低保户，三口人每个月共有270元补贴，这勉强够他们生活。医生建议他们父子少吃猪肉、不喝酒、不抽烟、少吃盐。现在他几天才去买一次肉，炒肉也很少放盐，只是有点味道就行。家里有个酒坛，很久没有开封，因为他俩都不喝酒了。但唯独烟戒不了，他抽村里卖的最便宜的"天下秀"牌香烟（五元一包），三天一包烟，他父亲还是喜欢抽旱烟，省钱，烟劲也足。

说起家庭关系，他很为难地说，他和父亲的关系不好，他和儿子的关系也不好，经常因为各种事情吵架。儿子现在也没寄钱回来，但2019年他住院，全是儿子照顾。现在他作为儿子，尽管自己病恹恹的，但还得照顾年迈生病的父亲。他说的两句话道出了家庭内照顾的道德义务：是自己的爸爸，也得照顾他；我是他（指儿子）爸，他也没办法。

子女对父辈的照护，在中国的孝道文化里，被认为是天经地义的，这一点无须过多强调，但俗话"久病床前无孝子"道出了长期照护的无奈和困境。在城市和其他比较发达的乡村里，机构照护和社区照护都是解决这种无奈和困境的方式。但上寨尚未有机构照护的选择，即使有，老人们也不愿意进入这种机构，它经常被理解为"孤苦无依""孤寡老人""子女不孝"的象征。从广义上看，村寨的公共生活具有社区照护的性质，但它不具备互助养老、社工介入的服务功能。在村寨，尚未出现老人无人照护的案例，但照护质量参差不齐依然是一个难题。患者"被绑在椅子上"以防止摔倒、一位患病的儿子照护另一位患病的父亲的场景，大概也实现了"老有所依"的亲情伦常，但离高质量的照护仍然具有相当大的差距。

模式3：房族内的近亲属照护

这类模式照护的对象主要是一些孤寡的五保户老人。村里的五保户，每天有三元补贴，一个月90元。假如他们身体无大碍的话，也可以担任村里的护林员，一年的收入约一万元。如果年迈、身体不佳又没有子女照护，那么他的近亲属尤其是亲兄弟或者堂兄弟就成为当然的照护人。他的饮食起居、医疗保健乃至未来的丧葬也由这位亲属负责。作为互惠的条件，这位老人的所有财产（包括房屋、山林、田地以及其他钱物）等他死后都归这位照护的亲属所有。

我在上文提及的养鸟的杨良现在住在弟弟家，由弟弟家照顾。他弟弟在村中心建了全砖的楼房，老寨子的木房子就给杨良住了。这个房子比他自己的木房子要宽敞明亮一些。那时候他还没有半身麻木，只是患有慢性支气管炎。自从他被诊断出患有脑梗死之后，他现在吃住都在弟弟家了。就连在县城就医的费用，也全由弟弟支付。他告诉我，他名下的田地、山场都给了弟弟，所以弟弟照顾他是应该的。

村寨里这种由房族内的近亲属照护的案例目前并不多，因为无子无女的孤寡老人仍然是少数。无论是迫于房族亲属照护的压力，还是来自财产－养老互惠的条件，村里的老人都实现了"老有所依"。然而，我担心的是，在未来，这种由房族内近亲属照护的案例必然会增多。原因是村寨里的单身汉数量近些年来呈增长趋势。据村民的保守估计，在这个近 3000 人的村寨里，有 200 多个单身汉。我在前文提及，单身汉增多的主要原因是外出务工引起的女性外嫁，而村寨的贫穷和偏僻，让外来媳妇总体上少于外嫁的女性，从而导致未婚男性增多。单身汉的增多将影响村寨的家庭结构、人口繁衍乃至社会治安。从长远看，他们的养老和照护将成为难题。配偶照护和子女照护在他们身上都不能实现，最终的照护责任落在了房族内的近亲属身上。按照互惠的原则，如果这些单身汉在年轻时积累了一些财产或者勤劳能干（如果真的如此，那么他们单身的可能性也会降低了），那么近亲属自然愿意承担照护的责任。然而，如果他们游手好闲，几乎没有积累的话，那么未来引起的照护纠纷和困境在所难免。

一个例外：亲（qìng）家照护

2021 年调查时，我走进一户人家，远远地看到一幅拐杖靠在客厅的门边。一位憨厚胖实的中年男人在客厅旁的卧室里看电视。我从他的口音中听出他不是本村人。他来自河南南阳的郊区，58岁，妻子前几年遭遇车祸去世，家有一儿一女。儿子前几年入赘到上寨。因为是入赘婚，所以他喊儿子的两个男孩为孙子，亲家也喊两个男孩为孙子，而不是外孙。女儿结婚后跟随丈夫到西藏那曲开了一间汽车维修部。

两年前他在老家出现脑梗死，出院回来后，80岁的老母亲照顾他的饮食起居。但老母亲年龄大了，关节痛，也需要照顾。后来他的妹妹就把老母亲接过去照顾，他自己的照顾就成为一个难题。河南当地的传统与上寨相似，照护他的责任理所当然地落在了儿子身上。现在儿子和儿媳都在浙江打工，名义上说是儿媳，但由于是入赘婚，儿媳并不和他们是一家人，反而是儿子进入了另一个家庭。即便如此，儿子的照护责任还是不能推卸。"父病重，不远游"，他儿子应该暂时放弃外出打工，回家照顾父亲，这是最为常见的处理方式。或者退一步说，他们可以继续外出务工，但需要请个护工或将父亲安排在专门的照护机构里，但这样处理可能会被乡邻们议论，认为儿子入赘后不再照顾老人，况且有儿有女，老人也不愿意被陌生人照顾。两家人考虑再三，最后商量出一个对策，即将老人从河南老家接到上寨亲家家里来，由亲家老两口照顾他。儿子、儿媳仍然在外打工，以获得更多的生计来源。

2020年7月，他从河南老家坐火车到怀化火车站，亲家从村里包车去怀化把他接到了上寨村里。时至我调查，他在上寨已经生活一年了。刚刚出院那会儿，他根本走不了路，现在他能挂着拐杖慢慢地挪动。每天早上他都起得很早，趁着村道上没人时，他就一瘸一拐地训练走路；傍晚，他又艰难地训练。他说他的大腿没有力气，现在挂着拐杖慢慢走，但离开拐杖他担心会摔倒。现在吃饭、上厕所他能自己处理，但洗澡、穿衣服不行，得由亲家公帮忙。夏天两三天洗一次澡，冬天一个星期洗一次澡。

他听不懂侗话，除了亲家外，他没有去过其他人家里，也没有朋友。他儿子可能工作太忙，除了经常邮寄药品（阿司匹林肠溶片）回来外，也很少给他打电话。女儿说 2020 年来看他，但因为新冠肺炎疫情防控没来成，他有些失望。听到我跟他说普通话，他虽表达有些费力，但看得出来，他已经好久没有这么畅快地聊天了。他说有些想家，但回去后没人照顾，只好在这里。亲家公对他不错，照顾得很细致，但他总觉得这样成为别人的负累，尤其是由同辈的亲家公照顾，让他有些不自在。

我们正聊着，他的亲家公带着孙子回来了。亲家公和他同岁，身体健朗。亲家母和其他妇女一样，每天都上山采茶。现在亲家公每天照顾两个孙子和这位亲家，烧饭、洗衣服也是他的工作。他一再表示，"我们都是一家人，现在没有办法，他生病了，总得有人照顾啊"。亲家公告诉我，这位亲家出院后，有大半年都不出去走走，每天都在床上。2020 年来他家时，情况也不好。他就用本村的一个例子开导他。本村一个村民得了偏瘫后，也走不了。出院后，他就坚持用两个板凳支撑着，每天向前移动几步，第二天又多移动几步，走一段歇一会儿。现在那个人都可以上山采茶了。亲家公得意地告诉我，这一年他的亲家每天都在走动，状态比一年前好很多了。亲家公的一句话，我记忆很深。"我照顾他、给他洗澡，真是比照顾我父亲还好。我父亲，我都没给他洗过澡。"患者也不好意思地笑起来。

由亲家照护的案例看似例外，实则是上述第二种模式即由儿子（儿媳）照顾的变体。患者的照护责任原本由儿子承担，但儿子的婚姻属于入赘婚，且婚后夫妇都外出务工以维持家庭的主要生计，最终照护的责任落在亲家公身上。对这种照护责任的转移细加分析就会发现，它是从整体出发的迫不得已的家庭决策：让年轻夫妇全力外出务工；亲家母手脚灵活，忙于采茶补贴家用；从性别方面考虑，亲家公照顾这位男性亲家理所当然。从狭义方面看，入赘后，这位年轻的儿子属于女方的家庭，他延续了女方家庭的香火，但在情感上，他割舍不了与原有家庭的关系；在伦理上，在原有家庭只有他一个儿子的情况下，他豁免不了照顾生病父亲的责任（原有家庭如有两个儿子，照顾的主要责任将由另一位未入赘的成年儿子承担）。亲家公说的"我们都是一家人"，道出了家庭在照护和相互扶持意义上的弹性和伦理价值。

一起照护纠纷

上寨慢性病患者的照护，如上文所言，大部分是在家庭内完成的，只有在不得已的情况下才由近亲属、房族乃至亲家负责。接下来要介绍的一起照护纠纷稍微复杂一些，它涉及房族关系、亲子关系、兄妹关系等关系形态，照护的选择牵涉法律、习俗、丧葬和死后祭拜等一系列村寨的既有秩序和规则，呈现出总体性的特征。这起照护引起了纠纷和舆论，从反面说明了上述三种基本照护模式的正统性。偏离这三种基本照护模式不仅在于照护主体的变更，而且在于它引起了村寨秩序的连锁反应。

2021 年暑期的一天早上，我经过岩兰鼓楼时看到一位老人在破旧的木房外晾衣服，我便进屋去看看。一楼阴暗暗的，也很潮湿，进门的拐角处有一个卫生间，是后来修建的，贴有瓷砖，但没有热水器。一楼还放置着几块老旧的木板，没有农具和其他物件。我走上二楼，见到那位老人，他已晾完衣服，拿着一根旱烟袋，静静地坐着，大概是听到上楼的声音，便等待我的到来。我给他发一根纸烟，他摆摆手，说手很抖，抽不了我这种烟，并指了指他的烟斗，意思是他还是喜欢抽自己的旱烟。

老人家叫杨兴，今年 85 岁。他上过"高小"，"文革"期间在大队当过文书。他虽然年岁已高，但不仅能听懂普通话，而且能说不太标准的普通话。现在他不仅手抖得厉害，而且腿、手也麻木，总有厚厚、沉沉的感觉。他说他每次大便都很困难，几天才能排一次大便，每次都很疼，但没有出血。所以他不敢吃得太多，每次就吃一点，偶尔买点香蕉吃，但作用不大。

在我询问他家的人口情况时，老人家显得很无奈，摆着头告诉我，他有一儿一女，但儿子已经不管他了。现在他跟着女儿，一日三餐都在女儿家，但睡觉还是在自己的老房子里。他顺手拿起一张报纸给我看。这是 2013 年 3 月某日怀化市的《政法周刊》，其中一则新闻是"遗嘱公证助八旬老人了心愿"。内容大概是上寨一位年近 80 岁的老爷爷，为了避免儿子和女儿争夺财产，去县公证处立了遗嘱，把所有财产（一间木房、责任田经营权和 32 亩的林地所有权）留给自己的外孙。在这则新闻最后，老人对记者说："我再也不用（担心）儿女们在我百年之后为争夺财产而反目，现在我可以安享晚年了。"一份 2013 年的报纸就放在桌边，并且随手拿来，大概可以看出老人对这起家庭关系事件仍然耿耿于怀。所谓的"安享晚年"可能只是对记者的说辞。当我追问当初的细节时，老人家支支吾吾，只是一个劲地告诉我："不好说，不好说。"

我在村里调查多次，知道家庭的财产和遗产分配极少通过所谓的法律途径，更不会成为新闻报道，在家庭内就可以处理。如果真有纠纷，那在房族内，或者叫上儿子的舅舅和外公，也能得到恰当的处理。将遗产留给外孙而不是自己的儿子和孙子，这是我过去在村寨没有听说过的。这里面疑点重重，我打算找其他老人聊聊。当天下午三点多，在老村部的凉亭里，有五位老人在歇息。这些老人，我经常跟他们聊天，所以这个话题我就开门见山了。

"爷爷，我上午去了一位老人的家，忘记他叫什么名字了。住在岩兰那一片，感觉他很可怜啊，儿子不要他了，现在女儿在照顾他。是这样吗？"我试探着问。

刚才这几位爷爷还在用不太标准的普通话和我聊天，突然他们就用侗话聊天了。他们聊了一会儿，停下来，对我没有任何回应。不得已，我只能凑到我比较熟悉的一位老人旁边问是怎么回事。他显得很谨慎，小声地跟我说："他叫杨兴，我们知道。这个不能说的，他会打人的。他脾气很不好。在鼓楼，有时候一句话

155

不好，就会骂人的，所以我们都不敢跟他开玩笑。他经常来这里。我们不能说，不然等下他来了，那不好啊。"

我的这个问题可能戳中了某些利害关系。我意识到，这类问题是不能以座谈会的形式在凉亭上问的，必须回到私人场合中，村民才愿意畅所欲言。过了几天，我在一位石爷爷家促膝长谈，待我把这个话题引出，才知道事情的原委。后来在村里，我又向几位熟悉的村民求证，印证了这位爷爷的说法。

这起纠纷的主人公杨兴（Y）有两次婚姻。他的前妻来自石家。据一个算命先生说，他和前妻的命相克，会给家庭带来灾难。Y听信了这种预言，在他们的儿子（A）四岁时，Y选择了和前妻离婚。按照年龄推算，他们离婚应该在20世纪50年代末60年代初。在那个时代的乡村，离婚会带来非议，且在前妻已经为传宗接代做出贡献的情况下离婚，他更是得不到村寨的好评。离婚后，A跟随母亲石氏。过了几年，Y再娶本村的一个姑娘，生了一个女儿（B）。石氏也再嫁本村的另一个杨姓男子。虽然这个男人也姓杨，但他和Y不属于一个房族（有关杨家的不同房族，可以参见第二章的介绍）。

年幼的A跟随石氏，当石氏再嫁时，A自然跟母亲和继父生活在一起。母亲和继父把他抚养成人。A的生父和继父都姓杨，但属于不同的房族，所以A成年后还得选择归属于其中一个房族，以开展他的社会生活。最终A选择了他的生父Y的房族，这就意味着，他成家立业后主要在生父的房族内实现互助，死后葬入这个房族的祖坟内。这一选择为村民们所称赞，认为A注重血统，甚至继父家也觉得A的选择符合伦常。从情感上说，在长期的抚养过程中，A应该和继父更亲密，但在血统上，A和生父Y有割不断的血缘关系。

问题出在2012年。这一年Y的再婚妻子去世（前妻2020年去世），女儿B早已出嫁，年近80岁的Y的照护问题就凸显出来。按照前文介绍的照护模式，Y起初由老伴照顾，但老伴去世后，由儿子照护就成为理所当然的事情。同样按照传统做法，儿子成为未来遗产的继承人。从 A 选择归属 Y 所在的房族看，他是愿意照顾 Y 并为 Y 送终的。Y 也接受 A 的照顾，但他想把财产（房屋、山林、田地等）的一部分给女儿 B，因为他觉得 B 和他相处的时间更久，关系也更好。当然这并不违法，因为《中华人民共和国婚姻法》（2021 年废止）规定了子女对父母有赡养扶助的义务，子女都有继承遗产的权利。现行的《中华人民共和国民法典》（2021 年实施）也强调继承权男女平等。但在这个相对传统的民族村寨里，儿子具有更为优先的继承权，同时他们是理所当然的赡养老人的承担者。在法律－习俗的争执中，父子之间的关系僵持了，A 和 B 这对同父异母的兄妹也形同陌路。于是就出现了报纸上那一幕，法律充分尊重老人的遗嘱，将其遗产全部判给女儿一方，老人也将由女儿一方照顾、送终。由儿子照顾年迈的父亲并继承遗产，本是村寨顺其自然的事，最后却上了新闻，成为远近村民茶余饭后的谈资，A 觉得丢尽了颜面，于是断绝了和生父 Y 的来往，不再过问照护一事。

就这起纠纷，我询问了不同的村民，他们几乎压倒性地批评父亲 Y。因为首先他再婚时，A 只有四岁，后来 A 的抚养由母亲和继父承担，他没有付出。A 愿意承担赡养义务，显示了 A 的豁达和仁孝。相应地，由 A 继承遗产也在情理之中。现在 A 不能完全继承遗产，所以他也无须再承担赡养和照护的责任了。"这个事还是怪老人，不能怪他的儿子。"这是村民们的裁定。

Y 如今由女儿和女婿照护，财产尽归女儿家所有。一切似乎平静了下来。但谙熟村寨传统的老人们明白，问题还在后面，即 Y 将来死后的丧葬祭拜才是一个难题。有村民告诉我，之所以 Y 现在只是一日三餐在女儿家，晚上睡觉仍然在自己的老房子，是因为村寨的丧葬禁忌。按照村寨的规矩，不在自己房屋内去世的，都算非正常死亡，死后不能在自家的房屋入殓。过去执行严格时，这些非正常死亡者甚至都不能葬入房族的祖坟（下文有关"善终"

一节还会再讨论）。Y 毕竟年龄大了，他晚上睡觉在自家的老房子里，主要是担心死在了别人家里（外嫁的女儿已属别人家），灵魂得不到归属，成为孤魂野鬼，那就不是善终了。

丧葬的问题还有其他层面。Y 现在由女儿 B 负责照护养老，将来 Y 去世，自然由 B 和她丈夫来主持丧礼。但问题是 B 的丈夫不是杨家房族，丧礼那一天，他房族的人会不会帮忙去送葬一个杨姓房族的人呢？同样，Y 所在的房族要不要去帮忙？这都是难题。为避免引起不必要的反感，我没有和事件中的 A 和 B 谈起此事。但村民们认为，将来丧礼那一天，A 觉得没有面子，肯定不会去参加。但两个房族可能考虑到平时的往来互助，还是会去帮忙的。

照护纠纷还将引起逢年过节祭拜的问题。将来 Y 离世，他会葬入杨家祖坟。由于他与 A 已经断绝了父子关系，A 不会去祭拜，A 的儿孙也不会去祭拜。祭拜的任务只能由女儿 B 完成。村民担心的是，"外嫁女儿来祭拜，不会超过三代。以后女儿家的子孙们不会祭拜其他房族的人。他的坟草只是在别人清理自家祖坟时顺带清理，但坟上是不会有祭品的"。每次聊到这起纠纷，村民们都以一声叹息摇摇头结束谈话。一位村民断言："（这件纠纷）在我们这里真可以说是前无古人，后来也不会有的，在我们村只此一个。"

在这个罕见的地方新闻案例中，Y 最终由外嫁的女儿赡养[①]，遗产也归属于她。Y 不仅断绝了与儿子的关系，在民俗 – 法律之

---

① 读者不要误会，以为由外嫁的女儿赡养和照顾就会引起纠纷。实际上，在村寨里，老人生病了，尤其是母亲生病了，一般外嫁的女儿都会回来照顾。但假如他们有成年的哥哥和弟弟，那么这种照顾基本都是临时的、短暂的，尤其是在医药费上，一般由男性后代承担，外嫁的女儿、女婿只是起到照顾的辅助作用。村寨里也有只有一个女儿或多个女儿、没有儿子的家庭，这种家庭大多采用入赘的方式实现了种的延续。即使没有入赘，由于没有亲生儿子，最终谁（比如女儿、弟弟或者侄子）照顾老人，身后的遗产就交付于谁，也不会引起纠纷。

间，还选择求助于正式的法律途径。其中涉及的内容包括家庭照顾、财产分配、亲属－房族、法律－习俗、丧葬礼仪等一系列问题。这说明赡养和照护并非单一的照护主体和照护对象之间的关系，在这个父系继嗣社会里，还涉及一系列村寨的秩序，表现出总体性的特征。

如果我们回到费孝通（2009）在老人赡养问题中提出的"反馈模式"，就会看到，经过几十年的发展，上寨的抚育和赡养仍然没有脱离这种模式，即甲代抚育乙代、乙代赡养甲代、乙代抚育丙代、丙代又赡养乙代，如此循环、互惠延续。在这个村寨里，抚育的对象包括子女，但赡养的主体则主要是儿子。"养儿防老""入赘延续香火""儿子继承财产""死后葬入祖坟"等说明，父系亲属制度的传统在这个村寨里依然延续着。

在"照顾的模式"这一节中，我试图表明，作为一种长期的、难以治愈的疾病，慢性病侵扰的不仅仅是个体的身体，还必然引起家庭、工作和其他社会关系的不安（图姆斯，2000）。当家里有人生病尤其是这种长期的、慢性的、难以治愈的严重疾病时，照护成为难题，而当前乡村空心化的结构使照护变得更为困难。然而，我们仍需清醒地认识到，乡村的家庭和社会生活并没有因此而崩塌。患者努力地承担家庭角色，选择就近治疗；家人调整自己的劳作安排，尽照护之责。他们考虑的依然是家庭整体。在家庭内部的生活中，个人确实有了更多的独立性和自主性，我们并不能由此得出家庭作为一个道德整体业已瓦解的结论（阎云翔，2006）。相反，家庭内部的照护关系让我们深切地明白家庭关系何以可能和维持的，也让我们看到了人性的存在。

在社会性照护体系不发达的乡村社会，慢性病人的照护最终落在了"家"这一基本单元里。照护家人，也被家人照护，成为家庭生活的必要部分。通过家庭内部的相互照护和相互依赖，人们既得到了认可、实现了个人价值，也获得了情感的相互支持，这构成了家庭团结的基础和纽带，从而具有比个人决断更大的社会意义和道德意义。对于患者来说，他们遭遇了身体的种种痛苦和无奈；对于家人来说，他们面临着照护的各种困境和难题。然而，正如案例所展现的，他们没有在疾病和照护中选择放弃和逃避，而是仍然以家庭为重，过着有道德的家庭生活。上文两个例外的案例，其实都从反面说明了家庭（可扩展到房族）照护的文化认同和意义。偏离这种模式，不仅改变了照护双方的关系，而且涉及村寨内一系列稳定的秩序，从而引起舆论上的非议和礼仪上的担忧。

三　善终与自杀禁忌

村里的老人都有善终的愿望。善终大体上有以下三个条件。

一是老死或者病死在家中。老人们仍然希望在人间的最后时光停留在家里。与此相对，那些非正常死亡的被认为会成为孤魂野鬼乃至厉鬼，不是善终的人生结局。2021 年夏季的一天，我过去的关键报告人杨木爷爷在山上劳作，天黑了还没回家。家人晚上去山上找到他时，他已离世。按照村里的规矩，这种不在自己房屋内去世的为非正常死亡，死后不能在屋内入殓。死者由房族的人用几块木板抬回来，放置在房屋前面空地的临时帐篷里。后人也只能在帐篷旁为亡灵守夜。几位老人跟我提起杨木爷爷的非正常死亡，都觉得非常可惜。他劳碌了一辈子，到头来还是死在山上，而不是在自己家里在子孙的陪伴下离开。

二是死时的年龄不能太小。过早死亡总是让人惋惜，这不仅是死者的不幸，也是家庭的灾难。何谓"过早死亡"，没有定论，大概随着人均预期寿命的延长而变化。新中国成立前，人们活到 70 岁就已经被看成"古来稀"了，但现在村里七八十岁的老人比比皆是，还有几位 90 多岁的老寿星。村里虽然没有"喜丧"的说法，但对于高龄老人的去世，无论是死者的后人，还是亲朋好友，都不会过于悲伤，偶尔的"哭丧"更像是一种仪式性的表达。而

50 多岁的人去世，虽然不至于说是凶死，但也很难说是善终。

三是死时有子嗣尤其是儿子送终。侗族和汉族一样，遵循的是父系继嗣制度，种的繁衍被认为是婚姻的首要功能。虽然女儿也会得到悉心的照料，但人们还是会毫不掩饰地说，每家都希望有男孩。当家里无男丁仅有女儿（一般是两个及以上）时，其中一个女儿将以入赘婚的方式让父系继嗣延续下去。某位村民去世时，如果已经完成了种的延续的房族任务，甚至子孙满堂，则不会留下太多遗憾，也算对得起列祖列宗了，实乃善终。相反，单身汉尤其是没有子女的单身汉（连过继的子女都没有）的死，无论他多大年龄，也都算不上善终了。

对于久病被折磨而死，人们对此的评价只是说这位患者遭罪太多、太痛苦了。人们认为如此状况，患者"早点离开（去世），也是一种解脱"。假如这位患者仍然满足上述三个条件，那么其最终的离世，也属于善终的范畴。由于长期被疾病折磨，人们不仅感叹他的生命遭遇，有时候还附带对后人的照护是否精细和耐心评论一番。大概有时候是印证了"久病床前无孝子"的民间俗语，但也有家人不离不弃、耐心照护的美谈。

虽然善终和非善终并没有严格的区分，但非正常死亡和单身汉的死亡依然被小心处理，这既体现在丧葬仪式上，也体现在日后的祭拜上。善终者的后人会依据自身的地位和财力为死者举行合乎礼仪的丧葬，在合适的时间（时辰）、空间（风水）安排下，将其葬入房族的祖坟，让其接受子孙后代在重要日子（如祖宗节、清明节、春节）的祭拜。相反，非正常死亡者和单身汉死后，主持仪式的先生将一块石头塞入死者口中，以防止他们变成厉鬼骚扰人间。邻居们几乎不愿意送葬，只有几位亲人帮忙将尸体匣子（几块木板临时合成的简易棺材）抬到附近山林的乱坟岗里，简单埋了了事。由于长期没有人祭拜和清扫，坟包被杂草覆盖，竹子、小灌木也趁势生长，没过几年，就不知道这个坟包在哪里了。我在村里的四次调查中，共观察了七次丧葬仪式，其中有两例是单身汉去世的简易丧礼，其他五例都是正常死亡的隆重仪式。限于篇幅，我将一场丧礼的观察笔记作为附录放在文后，有兴趣的读者可以参阅。

人们对善终的期望，在慢性病患者这个话题上，表现为一是希望在家里去世，二是严禁自杀。患病之人，尤其是老人，在县城或者更高级别的医院治疗有所缓解之后，大多会回到家里，在村落内得到日常的治疗（求助于村医、草医乃至巫师）。我在村寨调查，还没有发现哪一家老人是在医院去世的。当医院下达病危通知书后，家人会很快包车把老人接回村里，希望老人在家里度过最后的时光，而不是死于异地，哪怕是医院。

在村里，当村民超过 50 岁尤其是他们的双亲已不在人世时，他们会提早准备棺木。棺木用亮黑的油漆刷好，两端写上"福"和"寿"字，被放置在通风的杂物房或者专门搭建的小棚里。看到准备好的棺木，老人们心安理得，不再为自己的后事担忧，因为他们希望自己驾鹤西去的时候，后人能够为他们举行传统的丧葬仪式，而不是临时用几块木板草草了事。

据老人们回忆，在最近的六七十年，村里只有两起自杀事件。一起是一位精神病患者的自杀。这是发生在 30 年前的悲剧，老人们回忆起时依然深感惋惜。人们不愿意提及死者的名字，也不愿意说出他是哪个房族的，以免给这个房族丢脸。他原本家境很好，也完成了高中学业，这在大多数村民还在为衣食犯愁的年代，实属罕见。据说他不仅会吟诗作赋，也会做牛马生意。人们不知道什么原因或是不愿意提及这个原因，这位本来是精英的村民突然"发疯了"。村干部曾带他去不远的靖州精神病院看病。病情好转后，他回到村寨，娶妻生子。没过多久他的精神病又发作了。一天夜里，他从自家的楼上跳下来摔死了。他死后，妻子改嫁，年幼的儿子由房族安排照料。他的整个丧葬以极其简单的方式完结，他被葬入乱坟岗。据村民介绍，他的坟包上已经长起了很粗的树，年轻人甚至不知道村里有这么回事。另一起自杀的案例，时间更为久远，人们叙述时语焉不详。大概是一对年轻夫妻吵架，妻子有怨恨，就上吊自杀了。

在村寨，人们不愿意提及自杀事件，既因为自杀在这里甚少发生，也因为它被看成是大凶之兆。这种非正常死亡，给家庭、房族乃至整个村寨都留下了挥之不去的阴影。这两起自杀案例，都是年轻人自杀。据我所知，村里还没有老人自杀的先例，也没有因为疾病而轻生的事件。一位村医告诉我：

> 我们这里，没有老人是因为生病而自杀的。即使是病得特别严重的老人，他们的求生欲望也很强，也不愿自杀的。我们村有位80多岁的老人，眼睛不好，子女也经常不在身边。一天晚上，老人病得厉害，自己凭着记忆从家里摸到我这里来了。你看看，80多岁了，她也没想到自杀啊。（20180727石医生）

在既有的文献中，农村老人的自杀是一个严重的社会问题（吴飞，2009；陈柏峰，2009；刘燕舞，2016）。它多是由家庭矛盾、代际冲突、疾病、孤独等导致的，又与家庭关系的调整、社会结构的转型有关。而在这个近3000人的村寨里，最近几十年都没有自杀的案例。这位村医将无人自杀归结为村民的"求生欲望很强"，这是从人的本能上解释的，但无法解释其他地方老人高自杀率的情况。而如果从社会变迁的角度解释老人高自杀率的情况，则仍然无法回答为何在社会变迁的大背景下，一些地区的自杀率却很低。我尝试以上寨为例，提出可能的解释，或许可以为其他村寨提供参考。

文化禁忌是一个重要的规约性力量。自杀属于凶死，不仅自杀者死后得不到合乎传统礼仪的葬礼，而且会连累整个房族，让整个房族都笼罩在不祥的氛围里，后人也会遭遇不孝不亲的责备。这在极为看重家庭、房族的地方社会来看，几乎是难以容忍的，以至于前文所述的发生在几十年前的自杀事件，人们现在仍然不愿提及自杀者的家庭和房族。如果说自杀的文化禁忌是负强化的力量，那么社会关系的优势则是正强化的力量。社会关系的优势既包括前文所言的侗族村寨极为重视的公共生活，也包括家庭照护的亲情伦理，它们共同构成了村寨内部的社会支持网络。在上寨及我走访的其他侗寨里，鼓楼、风雨桥都是标志性的侗族传统的公共建筑和空间，它们不是侗族文化符号的摆设，而是实实在在地成为人们休闲、娱乐、议事的公共空间。男人们可以在鼓楼里打发无聊的时光，妇女们虽然甚少去鼓楼，但她们也有自己的公共空间，或是小河边，或是自己屋前的空地，或是村里某家妇女经营的小卖部。与村民的交流，会让他们获得一定的社会支持。而家庭和亲属照护的伦理，不至于让老人们生病后处于无人照护的境地。这些都是人们即使遭遇严重的病痛，也仍然坚持活下去的理由或动力。

本章用"道德生活"这一概念描述慢性病人患病后的生活状态，旨在表明，生病的个体既没有与既往的生活方式割裂，也没有脱离社区生活和家庭关系，他们仍然处于地方道德世界中，以当地人所珍视的文化价值处理个人与家庭、社区、死亡的关系。这一基本的判断来对两种观点的反思。一是过于强调慢性病之于人生进程的破坏，而忽视了患者与家人一道在积极建构患病后的日常生活的哲学。病情不太严重的患者仍然作为公共生活和家庭生活的一分子，扮演着公共角色和家庭角色。失去自理能力的患者，在与家人一道应对生活的不便时，也共同见证了人的本性和亲情的力量。二是过于表面地认为慢性病人是带病生存，将他们的余生降格为仅在生存的层面，而忽视了在生存之上的对生活的追求、对家庭的担当以及对传统价值的恪守。

这个侗族村寨的案例虽然不能囊括罹患不同疾病、病情严重程度不同的慢性病患者，但本书的研究除了上述理论关怀外，还给了我们以下启示。第一，对慢性病人的关怀不仅在于对身体的救治，还在于对他们社会关系（包括家庭关系）的调适。身体出现病变时，社会关系的崩塌对患者来说无异于雪上加霜。第二，慢性病人的依从性从表面上看体现在是否遵从医嘱或医学建议上，但我们只有回到地方社会中去透视人们珍视的社会文化价值，才能明白为何出现"我行我素"的不依从或依从性较差的情况。第三，农村老人的自杀，可能被认为是社会结构转型的产物，但也可能是地方价值体系松动的结果。一旦没有文化的约束和强化，当出现危机或无常时，人们就难以找到活下去的理由，自杀就成为一种结束当前危机或无常的选择。

第六章　总结与讨论

　　以癌症、心脑血管疾病和糖尿病为代表的慢性病已经成为中国乃至全球重大的公共健康和个人健康问题。卫生统计数据显示，与中国城市居民相比，乡村居民易受关节炎、椎间盘疾病等疾病的困扰，且高血压、糖尿病等慢性病的患病率正快速上升，接近城市。这提醒我们，在关注慢性病的同时，不仅要区分不同的群体，也要区分慢性病的不同类型。这是本书聚焦于乡村居民慢性病及其类别并展现慢性病人患病经历的基本出发点。

　　在上述几章中，我以患病经历为线索，结合既有的统计文献和一个侗族村寨的民族志资料，主要做了两个方面的工作：首先，对慢性病做了社会类型学的划分，并提出了基于生命历程视角的解释框架，致力于回答乡村慢性病的变迁过程、类型及发生机制；其次，在一个侗族村寨里，从生命历程的转变、求医问药的实践和日常的道德生活三个面向展现了慢性病人的患病经历。

　　本章我试图做到以下几个方面。首先，总结全书的基本观点。尽管在上述各章我已经做出小结，但为了使读者明晰上述统计数据和民族志材料的意义，我以三个悖论为引，进一步展现乡村慢性病人患病经历的复杂性。其次，我尝试在理论上做出一些讨论，回答"慢性病为什么会成为人类学的关注对象？""人类学如何去观照它？""我们做了什么？""还有哪些需要继续完善？"等问题。对这些问题的思考其实也是对我过去对城市和乡村慢性病研究所做的一个小结。最后，我以对中国医学人类学发展困境的评论结束本书的讨论。

一　三个悖论

本书的主书名"甜蜜的苦痛"是一个矛盾结合体，它揭示了慢性病人患病经历的三个悖论。

第一个悖论在于乡村经济发展导致的反向健康后果。改革开放至今，中国的乡村社会正在或已经从短缺经济时代转向振兴和小康时代，物质生活进一步丰富，医疗条件进一步改善，人均预期寿命进一步延长。这些都是不争的事实。人们憧憬着甜蜜生活的到来可以补偿曾经的受苦岁月，但结果是，甜蜜的生活不仅不能抵消"苦日子"带来的疾病风险（主要是过度损耗类慢性病，以关节炎、椎间盘疾病为代表），而且造成了另一种疾病的负担（主要是过量摄取类慢性病，以高血压、糖尿病为代表）。对于这些曾经遭受"苦日子"的乡村居民来说，物质生活的改善可能让他们在过量摄取类慢性病方面更为脆弱。此乃"甜蜜的苦痛"的第一层意思。

本书对慢性病做出的社会类型学划分，不同于疾病的生物类型学，后者仅从生理和病理方面划分疾病的归属，忽视了慢性病的发生是过往生命历程累积的结果。这里的生命历程不仅指早年的不幸，也包括当下的"美好"。历史会铭刻在人们身上，反过来，人们的身体也可以反观历史。两种类型的慢性病就像是历史过程中的两面镜子，它们相互映射，共同造就了当下农村疾病谱的基本格局。相对于社会学及公共卫生学科多采用量表来呈现健康和疾病的差异，侧重于发现健康的社会因素，本书在统计学和民族志的基础上将结构性、地方性和主体性纳入同一框架中，让我们既看到慢性病发生的一般模式和规律，也触及总体格局下地方社会的具体处境和人们主体性的表达。

第二个悖论（或者说复杂性）存在于人们求医问药的实践中。民族志资料显示出，当地社会将疾病分为身病和命病，一般的逻辑是身病求助于药物，命病求助于仪式。然而，在实践中，从身病到命病，从药物治疗到仪式治疗，并非一一对应，而是一个连续谱。任何身病，只要难以治疗或久治不愈，都可能被认为是命病，求助于仪式。在仪式治疗过程中，巫师也会辅助于草药，甚至西药。这种模糊性看似毫无章法和逻辑，实则显示了日常生活的策略和弹性。

一方面，三种医疗体系的发展蕴含着辩证的关系。草医学看似在衰败，实则在长期的医患互动和口耳相传中，已经融入人们的饮食起居，成为日常保健的重要知识来源；村里的几个"迷信头子"风生水起，求助者络绎不绝，但他们又面临着道德的责难；西医从过去的补充角色走向如今的强势地位，看似超越了竞争，但在同行内部，他们不仅要比医术，还要看收费，甚至还关联到做人的品性和人情往来。如此这般，乡村的医患信任，就不单纯是医生和患者的关系，而是村庄日常伦理运作的一个组成部分。

另一方面，在人们的求医问药实践中，三种医疗体系叠加、交错使用，共同应对疾病的侵扰，但当所有的医疗措施均未有效果时，那自然是"天命如此"，无须纠结，只能坦然面对。患者甚至开始"放纵"，稍微调整生活方式，继续过既往的"甜蜜"生活，仍然努力在地方道德世界中"生活"和"过日子"，而不愿意将余生降格为带病生存的境地。这显示了人们对疾病的态度和面对疾病的生活哲学，此乃"甜蜜的苦痛"的第二层意思。

第三个悖论存在于慢性病人的照护中。我研究的村落缺乏学者们倡导的社区互助照护和商业化的机构照护，慢性病人的照护责任最终几乎都落在家庭和亲属系统中。这种不发达的照护体系，导致照护质量的参差不齐，也给家庭带来沉重的经济负担和照顾压力。然而，就是在这种实践中，我们看到了家庭和亲属系统作为一个道德整体是如何维系和可能的。书中的很多案例让人泪目，让我们深知慢性病人的苦痛和家庭的不易。但我们换个角度看，这些慢性病人在村寨里都得到了力所能及的照护，这种照护不仅是身体上的，也是情感上的，更涉及村寨的秩序和礼仪，从而使家庭和亲属系统的照护超越了社区互助和机构照护的范畴。在照护和被照护之间，患者和家人虽然共同经历着痛苦、沮丧、愤怒、种种情感的波动，但也共享着爱和团结，更经历着不断深化的道德意识和责任感（Kleinman，2008）。此乃"甜蜜的苦痛"的第三层意思。

上述从辩证的角度看待乡村慢性病人患病经历的复杂性，正是本书的努力所在。我坚持认为，只有厘清社会制度、生计模式、文化心态、身体习性和慢性病之间的复杂关系，保持对中国农村疾病谱转变及其内在逻辑的清醒认识，以及对慢性病人生活世界的深入考察，才有可能将慢性病（人）纳入社会文化整体脉络中加以探求。也只有这样，在农村健康促进政策的制定和实施上，我们才会审慎进行，防止陷入或全盘肯定或彻底否定或简单照搬的单向思维。

二　慢性病的人类学研究路径

慢性病，全称为慢性非传染性疾病。粗浅地看，慢性病至少与急性病和传染病相对应。急性病往往发病急剧、病情变化快、症状较重。比如，急性阑尾炎发病迅速，病人疼痛难忍，但实施阑尾切除手术后，患者的疼痛很快就会消除，他们也不再把自己看成是"病人"了。因为来得快、去得快，急性病经常带给人们的体验是"好了伤疤，忘了疼"。与之相比，慢性病的起病隐匿、病程较长、病因复杂（或不确定）、难以（不可）治愈，它可能不会带给患者突然的疼痛，但隐隐作痛、周身不适的体验不仅让患者感受到它是挥之不去的存在，还体验到在慢性病的折磨下，身体每况愈下。这种隐匿的特性让患者更加关注身体的细节，哪怕一点眩晕、刺痛，人们可能都担心是疾病恶化的先兆。在长期的、持久的与慢性病做伴的过程中，患者逐渐形成了独特的求医问药的经历和体验。他们虽然不是职业医生，但就疾病的体验来说，他们是自己的医生。

从这个意义上说，急性病患者依赖于医生的程度更高，在紧急治疗的情况下，甚至容不得患者和家属的讨价还价，医生的专业权威必然会超越患者个体的感受。而慢性病人，尤其是一些"老病号"，与医生的相处则明显不同，更多是协商式的，所以慢性病人的依从性问题、慢性病人与医生的良好沟通都是现实的问题。由于疾病的长期性和难以治愈性（不可治愈性），慢性病人相对急性病人来说，求助的手段或医疗措施更为多元。而当各种医疗措施都使用殆尽但效果仍然不佳时，家庭照顾、自我养生成为慢性病人特有的生活方式。我们在慢性病与急性病之间的粗略对比中，可以觉察到诸如医患关系、求医实践、养生保健、身体体验等对慢性病人的独特意义。

接下来，我们再来比较传染病和慢性病。诸多学术文献表明，传染病和慢性病是人类文明进化的结果，或者说它们是现代性疾病。这不是说在过去的采集社会不会发生传染病和慢性病，而是说现代社会的人、物、信息等的流通，增加了传染病暴发的可能性，其造成的社会影响和恐慌也超越从前。农业社会及其后的社会形态，使人与土地和生产资料的关系更为紧密，或是严重地通过消耗人们的身体来获得产出，或是人依附于机器，而身体的活动程度大大降低，这催生了本书开始提出两种类型的慢性病，即过度损耗类慢性病和过量摄取类慢性病。这些表述说明，传染病和慢性病的发生和蔓延具有深刻的历史和社会根源，它们是生物－社会文化交织的产物。

然而，我们要注意到，传染病的发生过程、应对方式、社会影响都与慢性病有诸多不同。与慢性病更多对个人和家庭造成严重影响不同，传染病直接指向人际互动，容易将他人置于危险之中。传染病发生的环境因素、隔离方式、应对措施和分布状态都使它的生物传播过程具有社会文化的意涵。我这里先把人类学及相关学科对传染病的分析视角做一个简单梳理，然后再看人类学是如何研究慢性病的。这些视角包括以下几个方面。

其一，传染病与生态的脆弱性。大量有关霍乱、疟疾等传染病的研究揭示，生态的脆弱性为传染病的流行提供了温床，而生态的脆弱性又与生计模式的改变、国家政治经济的不稳定等其他社会因素紧密相关。早在 20 世纪 70 年代初人类学家阿兰德（Alland，1970）提出人的生态环境适应论时，就指出非洲的疟疾与当地从游牧社会转向农耕社会导致的环境变化有关。19 世纪末以来，霍乱多次袭击拉丁美洲，造成数以万计人口的死亡，其根源在于拉丁美洲糟糕的供水系统，这成为霍乱弧菌滋生的温床，而拉丁美洲极端的两极分化则加剧了霍乱在贫民窟的暴发（汉，2010）。

其二，传染病的污名与歧视。上文提及，与慢性病相比，传染病更易破坏和威胁人际关系，而传染病的隔离方式乃至道德判断则加深了人与人之间的疏离。在戈夫曼（2009）有关污名的概念框架下，有关艾滋病、麻风病等传染病的污名和歧视研究得以展开（郭金华，2015；刘绍华，2013）。这些研究指出，疾病带来的身体苦痛不言而喻，而有关传染病的符号意义和污名歧视，则破坏了人们之间的社会关系，使患者面临道德上的批判和社会性的苦难（Farmer，1992；桑塔格，2003）。

其三，传染病防控与地方性知识。尽管流行病学从传染源到防控策略都提供了一系列研究洞见，但传染病一旦在地方发生，必然会触及地方的智识传统。例如，许烺光在研究云南霍乱和我国香港地区的鼠疫时指出，迷信、宗教和科学在应对瘟疫时并不冲突，而是紧紧结合在一起。凸显迷信的护身符用于驱赶瘟神，与彰显宗教精神的亡灵超度仪式自然地合为一股；代表科学理性的药物治疗和隔离措施与此同时得以实施，而且毫无障碍（许烺光，1997；景军，2012）。潘天舒、张乐天（2007）的研究也指出，在防控禽流感等疫情时，普通民众在危机过程中得以充分焕发的"集体生存意识"，促使传统"调适性智慧"与现代流行防疫知识有机结合，融入抗击流行性瘟疫的现代实践中，发挥难以替代的功能。

其四，传染病、谣言与恐慌。传染病暴发具有突发、快速的特点，而信息的不透明和不及时，给谣言提供了蔓延的可能。谣言既成为人们面对疾病威胁的信息渠道，也成为制造疾病恐慌的源头之一。谣言从根本上折射出社会的道德恐慌和信任危机，这既体现在中国的艾滋病和非典研究中（景军，2006a），也在非洲的埃博拉疫情研究中得以体现（Abramowitz，2017；Kelly et al.，2019）。

其五，传染病的分布与社会批判。一些研究表明，传染病不仅在社会中流行，也是社会的一面镜子（Lindenbaum，2001；Singer，2015）。景军（2006b）在研究艾滋病的社会分布时提出的"泰坦尼克定律"就是这一观点的代表。法默（Farmer，1992）在研究艾滋病和结核病时提出结构性暴力（structural voilence），并最终将矛头指向国际政治经济的不平等，乃此类视角的又一呈现。

由于传染病对人类社会的深刻影响，有关传染病的人类学文献亦相当丰富。我在这里只对此类文献做出简要梳理。有关传染病的研究，学者们更侧重于社会环境和生态环境等外在因素，而较少关注患者的体验和患病经历（除了一些慢性传染性疾病，如艾滋病、麻风病等）。其可能的原因仍然是人们对传染病首要的关注点是它的传染性，即它会威胁到其他人和群体的安全。

在传染病的观照下，我们来谈慢性病的问题。我们知道，慢性病的发生与环境有关，比如尘肺病、癌症、高血压等的发生均与周遭的环境密不可分；一些慢性病，如癌症、糖尿病等，会遭遇污名和歧视；慢性病的预防和治疗牵动着地方性知识，它偶尔会引起一些谣言乃至恐慌；慢性病的分布具有社会的意涵。这大概是慢性病与传染病共享的某些视角。然而，慢性病的发病隐匿和非传染性决定了它与传染病之间虽然共享某些视角，但更具有穿透力的视角必须着眼于其自身的特殊性。

　　慢性病长期侵蚀的是个人的身体乃至人们的意识、自我认同和信念，这就要求我们必须一方面考虑患者切身的体验和情感，另一方面把他们的认识和体验与所在的社会文化环境乃至广泛的政治权力关系一同纳入分析的范畴。因为他们的体验具有个人的独特性，每个人的患病体验都是独一无二的，但外在的环境无形中形塑了他们的体验。可以说，慢性病人的患病经历具有具身化（embodiment）的理论和方法论意义。

　　我在本书所倡导的患病经历的视角旨在将病痛还原为人们的体验，并将这种体验与外在环境联结起来。患病经历（illness experience）是20世纪80年代以来医学人类学研究的一个核心概念。在克莱曼（2010）看来，患病经历的视角，就是通过患者（及其家属）的病痛叙述来呈现他们的经历，并给予社会文化的诠释。他有关病痛叙述的研究主要是针对医生提出的，目的在于让医生尽可能地了解（甚至发挥想象力去感知、感觉）患者的患病经历，并对自己惯常的解释模式做出反思，以寻求医患双方都可以接受的治疗之道。本书的目标读者并非限于医生群体，故希望呈现普通人如何在患病经历中认识慢性病，认识疾病与生命历程的互动关系，以及由求医问药、照护实践所展现出来的日常伦理。慢性病就像一个长期的破坏性的试验，让我们得以在日常弥散的疼痛和不适中检视我们既往的经历、我们所处的周遭环境、我们与亲人的关系以及我们对生命和生活的理解。

　　我在第一章对单纯使用病痛叙述获得材料的优势和弊端做了分析，认为病痛叙述必须与患者周遭环境的民族志结合起来，才能实现对患病经历的深入的、整体的理解。也就是说，我们在慢性病人患病经历的研究上，就研究方式和手段来说，不能局限于病痛叙述，而是要广泛地收集有关患者生活世界的资料。选择一个社区（村寨），观察慢性病人的日常生活和周遭环境，同时将他们的病痛叙述和生命故事纳入考察的范畴，将弥补过于依赖"叙述"的不足。我还想强调一点，患病经历作为一种研究视角，其解释力本身是有限的。它相当于我们的研究对象，仍需其他概念和理论的辅助，才能洞察患病经历的意义。我将患病经历大体上划分为对疾病的解释框架、求医问药的实践以及照护模式三个层面，并借助生命历程、多元医疗（日常伦理）、道德生活等概念去穿透它们，正是一种学术的努力。总之，本书既通过文献和数据研究中国农村疾病谱的一般模式和规律，还以一个村寨为田野点展现人们的患病体验和生命历程，将结构性、地方性和主体性融为一体，可以看成是上述主张的一个尝试。

结合第一章的文献述评，表6－1比较了慢性病的人类学研究路径，供未来研究此类主题的读者参考。

表6－1　慢性病的人类学研究路径

	路径1：跨文化比较视角	路径2：社会苦难的视角	路径3：患病经历视角
问题导向	疾病的历史起源、疾病与病痛的地方性知识	疾病的社会根源	患病经历及其意义
方法论	流行病学数据；民族志	流行病学数据；民族志	病痛叙述与民族志相结合
理论框架	比较分析（时间跨度的比较，人群、地域间的比较）	批判的医学人类学	苦难的生物性与社会性；结构性、地方性与主体性的联结
不足	对权力关系不敏感；由于缺乏历史资料，容易主观臆测	忽视文化的细节和患者的体验；过度解释	叙述本身的碎片化；寻求整体性解释的难度

三　中国医学人类学的研究困境

从时间节点看，医学人类学作为分支学科的名称首次正式被提出是在20世纪60年代初期，具体说是1963年，其标志是《人类学双年评论》（*Biennial Review of Anthropology*）正式以"医学人类学"（Medical Anthropology）为文章标题出现（Scotch，1963）。

这是一篇综述性文章，它简要梳理了过去几年尤其是 1960 年以来医学人类学的发展方向：民族医学、人类学与流行病学的跨学科研究，以及不同文化背景下的现代公共卫生项目。在此之前，在命名为《今日人类学》（*Anthropology Today*）的论文集中，"医学中的应用人类学"（Applied Anthropology in Medicine）作为其中一章的标题也曾出现（Caudill，1953）；以《健康、文化与社区：有关健康项目公众反应的个案研究》（*Health，Culture and Community：Case Studies of Public Reactions to Health Programs*）命名的另一本论文集实际上展示的也是一系列国际公共卫生项目的案例研究（Paul，1955）。

在过去 60 多年的时间里，医学人类学已经发展成人类学最为活跃的分支之一（Singer & Erickson，2011）。这可能源于社会对健康和疾病的高度关注，而医学人类学讨论的议题部分满足了这种社会的期待。它的植根性、整体性、批判性的思维方式，将个体的身体困扰置于周遭的社会文化环境中来理解，从而加深、更新甚至颠覆了人们对健康和疾病的想当然的判断。十年之前，景军教授曾鼓舞人心地宣称，中国的医学人类学已从早期的学科介绍、学科建设倡导、著作翻译、基本理论和研究方法的探讨迈向了教材编写、课程开设、研究人才培养和比较扎实的田野调查，"穿越成年礼"，走向更加稳健和成熟的未来（景军，2012）。

就中国的医学人类学来说，我们注意到，在它"穿越成年礼"之后，本应肩负起"成人"的责任，向纵深方向发展，但一些瓶颈和困境已经显露出来。有些问题在它的幼年或青少年时期，不会引起过多关注，或者人们应该包容它，但现在应该是反思和接受批评的时候了。这些问题表现在：（1）在既有的理论框架里堆积新的田野材料，缺乏对理论反思、检讨、延伸的能力和勇气，导致大量重复的、缺乏新意的研究出现；（2）虽然倡导与不同学科尤其与自然科学的深度合作，但已见成效的实质合作较少，医学人类学往往沦为其他学科补充材料的工具或加以说明的注脚；

（3）对造成广泛影响的健康和疾病议题（如传染病、慢性病、医患关系等），医学人类学学者虽做了大量工作，但他们的声音往往被其他强势学科（如临床医学、公共卫生、生物学等）所遮蔽；（4）医学人类学为人类学乃至广泛的人文社会科学做出的智识贡献尚不明显。这些困境当然与人类学的发展困境（如它的公共性不足、处于二级学科的地位等）有关，但本书结尾还是想致力于医学人类学本身的研究。

在既有关于中国医学人类学的综述文章里（徐义强，2011；景军，2019a；张宁、赵利生，2011），民族医学（ethnomedicine）的人类学研究和凯博文对中国的影响被提到突出重要的位置加以讨论。本书的案例来自一个民族村寨，且诸多学术概念受到凯博文的影响。我将从这两类相关研究入手展开评论，然后转向医学人类学的基本诉求，并以对当前正在肆虐的大规模传染病的讨论结束本书。

（一）民族医学①的人类学研究及其局限

民族医学指的是对不同文化群（族群）的医学体系和治疗实践的研究，以及探讨不同疗法的多元应用（景军等，2017）。这显然是一个广义的界定，它强调民族医学不仅研究不同族群的医学本身，而且将这些体系的实践和应用纳入考察的范畴。从这个意义上来说，无论是中医、印度医学、藏医学、侗族医学等传统医学，还是以仪式治疗为核心的萨满医学，抑或是代表科学力量的生物医学，都属于民族医学的范畴。

早期民族志和人类学论著在涉及各个族群的健康和疾病话题时，多将人们的治疗实践纳入民间信仰或宗教的范畴，其主导视角是"作为民间信仰的病患表达"（古德，2010：55）。这即是说，学者们倾向于首先将民族医学置于文化的整体之中，认为它是一

---

① 民族医学是"大帽子"，民族医药是其中的一块研究，强调"药"物。

套信仰和习得体系。这套信仰和习得体系虽然有别于生物医学，但是有着自己的逻辑结构，并发挥着经常未被注意的功能。在《原始思维》中，列维－布留尔（1981：34）认为原始思维的集体表象具有神秘性。比如，印第安人认为疾病，特别是风湿病，是动物对猎人所实施的神秘行动。相应地，他们治病方式的重心在于如何消除这种神秘行动的影响。埃文思－普里查德（2006）也表达了疾病与信仰之间关系的类似观点。民族医学在民间信仰的主导框架下，隐含着将其定位于原始医学，以与代表着现代科学视角的西方生物医学相对立。在这种进化论的思维下，民族医学经常被冠以"原始""魔法"等字眼，被认为是医学知识的早期阶段，属于信仰范畴和前科学状态的医学体系。

20 世纪 70 年代以后，研究民族医学的视角才出现了新的选择（张有春，2009）。一方面，出版了大量有关某一族群和文化的医学典籍、民间药方、治疗实践的文献整理。我将这项基础性工作称为医药视角下的民族医学的挖掘和整理，它将民族医学体系本身作为关注的核心，归根结底是在做医学尤其是药学的研究。参加者既有民族医学的药物专家和治疗专家、口头和文本药方的持有人，也有国家或地方的文物专家，偶见人类学家[①]。由于所谓的民族医学（有时也称传统医学、替代医学、补充医学等）处于弱势或者面临危机，这些工作明显带有抢救性质。另一方面，大量的医学人类学者借鉴象征主义、结构主义、社会建构、社会批判等人类学和相关学科的理论去研究民族医学，从而出现"众声喧哗"的多元局面。民族医学的专门期刊 *Journal of Ethnobiology & Ethnomedicine* 和 *Journal of Alternative & Complementary Medicine* 刊发的论文多是对现代生物医学之外的传统医学的文化阐释。

总体上说，人类学家对"生物医学作为民族医学"的研究还

[①]　人类学家对中国传统医学尤其是中医的研究，代表性论著可参见 Farquhar，1994；Hsu，1999；景军，2016。

是一个后来者（Casper & Koenig，1996）。一直到 20 世纪 80 年代后，一些人类学家尤其是从事"科学、技术与社会研究"（Science，Technology and Society，STS）的学者进入生物医学的场域，对生物医学的实验、技术和实践开展研究时（Latour & Woolgar，1986；Roberts，2012；Lock & Nguyen，2010）发现生物医学本身就是"民族医学"，是社会建构的产物，它并不是不受文化限制的（culture-free）的科学系统，而是植根于特定的文化前提和认识论基础，并镶嵌在具体的历史背景中（余成普，2016a）。这就回到广义的民族医学的界定上来，并逐步扩展了民族医学的研究范畴和分析框架，民族医学和医学人类学走向趋同。

反观国内，"民族医学"更为常用的是一个狭义的概念，主要指少数民族的传统医学（诸国本，2006；蔡景峰，1999）。对它的研究，综观已有的学术论著，更多的是对中国 55 个少数民族医学，尤其是若干典型民族（如藏族、蒙古族、维吾尔族、傣族等）的医学文献的系统整理和挖掘，以及对民族医药人类学研究的初步探索（赖立里、冯珠娣，2014b）。近些年来，出现了诸多人类学者在民间信仰的主导框架下开展的对少数民族医学的人类学研究（李永祥，2009；刘宏涛，2013；孟慧英，2013；徐义强，2013），以及个别学者在知识人类学视角下对民族医药知识生产方式研究的有益尝试（赖立里、冯珠娣，2014a）。上述带有抢救意义的工程，极大地丰富了民族医药的品类，推动了民族医学的发展（景军等，2017），也为理解各少数民族医学的历史和现状、它们与民间信仰之间的关系等发挥着应有的学科价值。但国内学者在民间信仰视角和医学（药）视角开展的已有研究，至少已经显露出它固有的局限和不足。

第一，民间信仰视角下的少数民族医学研究，可能细致地展现出少数民族医学的仪式细节、治疗功能（如安慰剂效应）和社会功能（如消除社会关系的紧张），但不能反映当下民族地区的医疗全貌。西方生物医学在 20 世纪 50 年代后的突飞猛进与迅速扩展，已使当下中国的各个角落几乎都布满了以村级卫生室和乡镇卫生院为代表的西医主体力量。各少数民族地区存在着本民族医学、西医、中医、巫术、宗教等多元的医疗状态（张实，2013；张有春，2011）。这种状态要求我们在研究民族医学时，无论是狭义的少数民族医学，还是广义的各个族群的医疗体系，都不能简单沿袭过去在孤立封闭的环境中形成的单一的民间信仰研究视角。新的研究视角要一方面在考察各医疗体系历史过程的基础上，研究它们与地方社会的关系，以及相互交织的共生状态和格局；另一方面通过并置和比较不同医疗体系对身体、生命的理解和实践，去观察不同知识之间的交织、碰撞和衍异，从而在多元的知识脉络下理解生命的意义（张文义，2021）。

第二，信仰视角不仅容易将民族医学想象成民间宗教的分支，而且容易将其贬低为所谓"原始的"医学形式，纳入"迷信"的范畴。这种视角既无法洞察人们"神药两解"甚至多解的实际医疗状态，也无法让我们看到民族医学尤其是民族植物学、民族药物学中生物性和文化性的交织，忽视了人们日常就医的细节和就医模式的变迁，以及这种变迁与社会转型的关联。

第三，目前对民族医学（药）本身的研究，还多停留在整理各种药方、偏方上，甚至一些文献过多强调了民族医学（药）的神奇功效，忽视了它可能面对的复杂处境，以及这种处境与城市化、全球化进程的联系。景军等（2017）在讨论民族医学（药）面临的挑战和机遇时，看到了城市化发展过程中民族医学（药）的遭遇，但他们更侧重于制度化的民族医药企业、民族医院的发展困境与可能出路，缺少它们生存和发展的民族志细节，也没有针对具体地域民族医学的发展问题做更多讨论。

第四，在民族地区的研究中，一些学者已经注意到医疗多元的局面，并尝试分析人们在何种状态下会选择何种医疗体系。然而，在更微观的层面，当一种医疗体系内有不同的医生可以选择时，人们究竟会选择哪个医生？这是一个实践的、具体而微的就医选择。对这个问题的研究，不仅显示了人们选择不同医疗体系时的梯度顺序，而且会把实践中的就医选择与地方的社会结构以及人们的日常伦理联系起来，从而实现对疾病、健康的整体理解。

上述评论提醒我们，首先，民族医学不能局限于少数民族的医学，而应回到广义的界定中，尤其要将中医和生物医学纳入研究的范畴。中国当下已有部分学者在现代医院里研究生物医学及医疗技术的文化基础，也有少量学者研究中医或者提出中医人类学研究，但无论是在队伍建设还是在研究质量上，仍有提升的空间。其次，信仰和医药视角带给我们有关民族医学（药）的诸多洞察，为挖掘民族医学（药）的"宝藏"做出了卓越贡献。然而，它们无法把握当下民族地区各医疗体系之间的交互关系和权力格局，也没能延伸既有的框架（如借鉴 STS 的洞见、知识社会学和认知人类学的理论、日常伦理的概念等），去研究医疗技术与社会文化之间的关联、健康知识的社会生成，以及实践状态的、面向日常生活的普通人的就医选择和治疗方式问题。总之，新的视角需要在关注民族医学的文化属性（信仰）和自然属性（医药）之外，给予它的社会属性以及其他面向以充分的重视。

我在第四章曾提及"日常伦理"的概念，这里我再将这个概念延伸一点。伦理经常是哲学研究的范畴，意指那些规范人与人之间关系的道德和准则。经典的人类学（包括社会学）曾将伦理和道德①列为研究主题，如涂尔干所谓的道德事实、韦伯的新教伦理。然而在相当长的时间内，人类学把主要的精力都放在权力、经济、宗教、亲属关系等主题上，并没有给予伦理以足够的重视（Lambek，2010；李荣荣，2017）。人类学家达斯（V. Das）和兰贝克（M. Lambek）等所主张的对日常伦理的分析可以看作近些年来人类学界重返伦理话题的努力之一。他们坚持认为，成为人（as

---

① 虽然一些学者对伦理和道德做出了区分，认为前者是一般性的抽象规则，后者是特殊主义的个体化的规则，但本书并没有严格区分它们，因为在现实生活的脉络中，它们相互交织在一起，很难分开。亦可参见 Das, 2012。

human）的问题不仅存在于哲学的抽象领域中，而且体现在我们日常生活和日常交往的细枝末节里；伦理不是一个分离的领域，而是我们与他人交往的日常生活的一部分；日常生活本质上是伦理的，伦理本质上是日常状态的（Das，2012；Lambek，2010）。

日常伦理关注的不是宗教的善与恶、人权、职业伦理、生物伦理等特殊的领域，也不是那些事先规定好的规则，更不是哲学家讨论的抽象主题，而是关心人们的日常行为和理解。其基本主张是，首先，伦理是人类境况的一部分，它不是与社会生活分割的高高在上的冷冰冰的规则，而是体现在人们一言一行的细节中，一个点头的认可、一个鄙夷的眼神甚至沉默、拒绝、不来往、欺骗、隐瞒、窃窃私语等都有伦理的意涵；其次，日常伦理与哲学意义上的伦理原则的明确性不同，它往往是心照不宣、不言而喻的，它植根于人们的认同而非显性的规则，充满策略性和随机性，这使日常伦理具有了布迪厄（Bourdieu，1977）所谓的实践意义；最后，日常伦理承认人的有限和希望，它没有局限于伦理的条条框框，同样关心人们在伦理限制下的那些不确定、苦难、不公平、希望甚至不可言说、难以化解的种种体验（Lambek，2010：1-4）。

日常伦理的细枝末节让这一概念依然是一个模糊的、未确定的领域。我将结合上述各章的民族志分析，尝试将这一概念进一步明确化。在讨论民族医学的实践时，我们要清醒地认识到，民族医学实践的核心仍然是"医疗"，它处理的基本关系是医患之间的关系，以及由此扩展的患者及家人、不同医疗体系之间的关系。也就是说，如果没有良性的医患关系，那么即使某种医疗体系被引入地方社会，也不会长久地存在下去。在一般性的医患关系中，协调医者与患者的基本原则当属医学伦理的范畴。然而，在村寨里，医生既是专门技术的掌握者，也是村民的一员，他们面对的不是一个个抽象的病人，而是有着乡邻（甚至房族和姻亲）关系的个体及家人。村寨的医学不仅受制于一般的所谓医学伦理，而且处于人们的日常交往和日常生活的伦理范畴内。

一方面，民族医学不是一个独树一帜的专门领域，它不仅存在于民族医药企业、民族医院中，而且是地方生活的一部分。它所处理的就是生老病死这些老生常谈的日常事宜。人们对疾病的分类和治疗体系的选择不是来自刚性的标准，而是带有日常生活本身的实用性、随机性、动态的特征。当有其他医疗体系时，人们的求医问药不会局限于所谓本民族的医药体系，而是策略性地使用不同的治疗方法。另一方面，民族医学处于人们的日常交往和日常生活的伦理范畴内，日常伦理调整着医患之间的关系，影响着人们的就医选择及对治疗方式的评判，从而使地方的医患关系不是制度化规定的形态和结果，而是日常交往在医疗上的一种显现。

就目前民族医学的总体研究路径来说，信仰视角从本质上把少数民族地区的医疗看成宗教研究的分支，将其看成是文化适应的结果；医药视角则聚焦于民族医学的药和医本身（涉及植物学、药物学及医学研究），从本质上说属于自然科学范畴。我对民族医学既有研究的反思，不是要否定信仰视角和医药视角，而是在文化和自然科学研究的路径之外，寻求民族医学研究的其他可能性。我将民族医学转变为实践中的医疗状态，将民族医疗作为村庄中的一个生活事件纳入村庄的日常生活中，通过民族志的描述，以村庄的疾病分类与医疗体系为基础，展现了民族医疗和日常伦理之间的关系。从这个角度来说，这种研究策略在民族医学的文化性和自然性的基础上，主要凸显了它的社会性和伦理意涵。它需要我们全面了解村庄的社会关系，描绘出当地的医疗格局，并在此基础上分析人们具体就医和照护过程中的选择与村寨日常伦理之间的关系，从而将健康和疾病问题纳入村庄的日常生活的运作之中。

（二）"凯博文范式革命"的中国处境

凯博文始于 20 世纪 70 年代末的研究工作，标志着医学人类学新的取向的出现。在疾病、病痛、患病状态、解释模型、健康照护体系、病痛叙述、社会苦难、地方道德世界、照护等一系列概念和理论的基础上，以患者及其病痛和苦难为中心，凯博文试图将医学人类学建成更大学科内的一个系统且有理论基础的探索领域，而不是依附于宗教人类学、生态人类学的既有框架。潘天舒（2017）曾评价，如果没有"凯博文范式革命"，医学人类学在今天很可能还只是传统意义上的一门民族医学、一门服务于医学实践的应用人类学分支学科，或者是一台后现代人类学知识生产的纯学术机器。

凯博文对多元医疗体系的兴趣、对病痛和苦难的详细民族志呈现、对医学人文的呼吁、对照护的关注，以及对社会的热情（the passion for society）（Wilkinson & Kleinman，2016），都使他本人及其学术观点为人类学及相关学科所熟知和推崇。他对中国的独特情感、众多的中国门生（如景军、潘天舒、吴飞、郭金华、常姝等）、大量著述的中文翻译，也使凯博文及其领衔的"医学人类学的哈佛学派"在中国产生了显著影响，成为中国医学人类学发展的重要推动力量之一。

由于我在第一章就病痛叙述（illness narratives）做出一点评论，所以这里我仍以病痛叙述为例，展现"凯博文范式革命"在中国可能面临的问题。"illness narratives"是凯博文的代表作之一，中文版将其翻译为《谈病说痛》和《疾痛的故事》。以"illness narratives""谈病说痛""疾痛的故事"为关键词在中国知网检索，至少有300篇中文文献引用了凯博文的这一著作。

我们知道，凯博文首先是一位精神科医生，受过严格的医学训练，然后才接受人类学的教育和熏陶，扮演着人类学学者和医生的双重角色。在"Writing at the Margin：between Anthropology and Medicine"这本著作中，"边缘"既指医学人类学处在学科中的交叉边缘地位，也暗指作者在人类学与医学、中国和美国之间职业生涯的"边缘地位"（Kleinman，1995）。然而，这种"边缘"恰好成就了他的学术地位。他著作中众多的病痛故事来自他的诊疗经历，这些病人与他频繁地接触，他也造访病人的家庭；新近出版的《照护》同样出自他长期照护患病妻子的经历（凯博文，2020）。凯博文强大的文化敏感性、敏锐的观察能力、触动人心的写作能力，以及对患者的悲悯情怀，让这些医患互动和照护过程彰显出人类学的想象力，焕发出医学人文的色彩。如今，哈佛大学的医学人类学培养体系中，一种"MD + PhD"（医学博士 + 人类学博士）的模式也旨在让凯博文式的学术经验传承下去。全球健康行动的领军人物法默（Paul Farmer）就是这种培养模式的亲历者和受益者。

然而，国内的医学人类学者绝大多数都具有人类学的背景，没有受过系统的医学训练，更少有临床诊断的经历（获得临床观察的机会已属难得）。当他们利用病痛叙述开展研究时，不得不更多地依靠对患者及其家属的访谈获取资料。这种方式当然能获得大量有关病患经历的宝贵材料，但可能遇到我在第一章提及的四大难题。

这就是说，依靠病痛叙述所形成的微型民族志可能对于临床医生来说已经足够了，但在当下，微型民族志所构成的"平行病历"（相对于医生常规的病历）却是相当稀缺的，而对于人类学学者来说，依靠访谈获得的微型民族志则显得过于单薄。这种单薄不是字数意义上的，而是方法、视角乃至内容上的单调。如果没有其他方面资料的补充和完善，我们就难以整体性地理解病人的"叙述"。

当没有医科的背景，缺乏对医疗机构耳濡目染的完全参与机会，人类学者研究病人的患病经历时，可能的优势是避免先入为主、熟视无睹的刻板印象。然而，我们至少需要补充以下两个方面的资料，才能弥补源于自身学科训练的劣势。这些资料包括患者日常生活的民族志以及医院或科室（或者乡村、社区）的民族志。前者有利于全面地理解患者日常状态中的病痛体验和疾病管理，而后者则将医患互动纳入医院（科室）整体的文化建构中，它们共同构成了病痛叙述的语境。

患者日常生活的民族志，遇到的最大问题是田野进入困难。我们可能通过自己的资源和人脉关系，获得制度性的许可，进入医院（科室）或病房里访谈患者，但我们不可能凭借官方许可，进入患者的日常生活开展调查。这需要研究者长时间地与患者相处，方能获得对方的信任。进一步说，依靠访谈的病痛叙述可能是"短平快"的，但如果要获取患者日常生活中的丰富信息，则仍然是一个"慢工出细活"的过程，它依赖研究者和被研究对象之间的长久相处、坦诚相待、互相尊重，可能也需要那么一点点"投缘"，才可能进入他们的生活。

本书前几章已对乡村或社区的民族志做出展现，所以我这里重点说说医院民族志。医院民族志一方面面临着学科的偏见：现代医院是科学的中心，是不受文化限制的，具有高度的同质性、标准化和普适性，似乎不具备人类学关注的学术合法性；另一方面，最主要的问题也是进入的困难。如果没有合适的守门人（往往是医院和科室的领导）的许可，在医院开展调查经常会被以"干扰正常的医疗秩序"为由请出医院之外。长久以来，人类学家更习惯与部落的、乡村的社会打交道，即使在城市调查，也更偏爱城市里的弱势人群（如农民工、贫民窟人群以及其他边缘人群等），这或许是人类学人文关怀的显现，但也可能被认为是一种调查时的权力关系。对现代社会的研究，尤其是对城市精英的研究，虽然也有人类学家做了成功的尝试，但仍然有相当多的人类学者难以找到进入的门路和策略。当人类学者囿于既有的研究对象、医疗机构没有敞开大门时，人类学者在医院的参与观察就变得难上加难。

然而，医院民族志自 20 世纪 50 年代末到 60 年代初有了初步尝试后，随着人类学对生物医学的关注，还是涌现出许多以医院（或某个科室）为研究对象或者在医院开展的人类学研究（Long et al.，2008）。医学人类学的重要期刊"*Anthropology & Medicine*"（2008 年第 2 期）、"*Social Science & Medicine*"（2004 年第 59 卷）专门以"医院民族志"为题组织专栏，讨论医院组织的文化和意义。有关医院的民族志为了解医院所在的社会和文化打开了一扇窗，让我们看到现代医院在组织形态、医疗实践乃至空间布局上的文化差异，而这些差异与更广泛的社会文化联系在一起。这些研究为我们完整地理解患者的病痛故事提供了基础。

可以说，凯博文诸多的理论和概念框架，确实为中国的医学人类学走出狭义的民族医学，提供了学术参考。然而，我们应该看到自身培养体系的短板，在逐步完善培养体系的同时①，沉下心来以更为丰富的民族志弥补访谈资料的不足，才能真正地将这些概念落地生根，焕发出人类学的魅力。

（三）基本诉求的"未完成状态"

人类学强调人的生物 - 社会文化的整体性，但人类学内部的分野往往使生物性和社会文化性分道扬镳，它们的整合仅仅变成了一种学科合法性和独特性意义上的宣称。医学人类学由于研究对象（健康、疾病及其相关行为）的特殊性，从它产生那一刻起，就致力于搭建人的生物性和社会文化性之间沟通的桥梁。如果要实现这一目标和诉求，那么医学人类学至少需要完成两个方面的工作：一是对既有框架的系统批判，这是对自身的革命；二是对生物性与社会文化性之间关系的语焉不详提出挑战。然而，至少从目前来看，这两个方面无论是在国外还是在国内都处于"未完成的状态"。

---

① 据介绍，2007 年 10 月凯博文在复旦大学和上海市精神卫生中心访问时，与潘天舒、肖泽萍（时任上海市精神卫生中心主任）、徐一峰（时任上海市精神卫生中心副主任）讨论过中国是否可以参考哈佛模式，形成医学人类学的"MD + PhD"培养模式。考虑到中国学制的特殊性，他们认为在中国开展双硕士的培养体系更为现实。目前这一培养体系仍在探索中。

　　强调生物－社会文化的交织，意味着不是厚此薄彼地强调人的生物性或社会文化性一面，而是将人的生物性和社会文化环境之间的互动作为根本的出发点。然而事与愿违，学者们似乎总是倾向于强调一方，而忽视另一方。在极端的社会生物学家（sociobiologist）看来，一切社会文化行为都可以还原为人的生物性。他们坚持自然主义的或基础主义的取向，以人的生物性来说明社会结构，认为个人的意向、行动、潜力、健康和疾病等是由生物和基因决定的，把人的生物性看成社会意义、社会关系、健康福祉的生成器。而另一部分学者则习惯将社会文化的因素摆在优先位置，人的生物性成为上述因素铭刻的被动对象，生物性本身被有意无意地忽略了。

　　在生物－社会文化整体性的推动中，两种努力我们不应忽视。一是在协同进化（coevolution）和多物种民族志的理念下，讨论基因－文化的协同进化，以及多物种之间的整体性和疾病的传播；二是借助具身化（embodiment）的分析概念，讨论人的生物性与社会文化的交织。

　　协同进化是1964年由进化生物学家提出的一个概念性假说，意指两个相互作用的物种在进化过程中发展的相互适应的共同进化（Ehrlich & Raven，1964）。从广义的概念来理解，协同进化又可以指生物与生物、生物与环境之间在长期相互适应过程中的共同进化或演化。人类学家借鉴协同进化理念，提出基因－文化的共同进化，旨在批评基因控制文化的观点过于简单，认为基因和文化可以相互耦合和适应，共同推进人类的演化（Smith，2013）。具体到医学人类学，最著名的案例可能是镰状细胞血症（sickle cell disease，这种疾病因产生一种镰刀状的红细胞而得名）、疟疾和人类行为之间的关系。在西非，人们由采集文明转向农耕文明，为疟蚊（疟原虫的宿主）的大量繁殖提供了适宜的生存环境，加快了疟疾在人群中的暴发。而疟疾的传播则使镰状细胞血症的患者增加，后者感染疟疾的可能性较小。简单地说，一种相对来说较轻的疾病（镰状细胞血症）可能使患者免遭另一种更严重的疾病（疟疾），无形中增加了人群的生存概率（汉，2010：70）。持续至今的某些疾病（如血色素沉积症、糖尿病、蚕豆病等），从进化过程来看，正是我们祖先在生存竞赛中占据上风的适应性策略，所谓"病者生存"亦是此意（莫勒姆、普林斯，2020）。

最近十几年，一些秉持多物种民族志的学者开始重新强调那些与人类纠缠在一起的有机体的主观性和能动性（Kohn，2007；Fuentes，2010；Lowe，2010）。与传统的民族志、有用的植物和有魅力的动物不同，多物种民族志是在生态学、科学技术研究、动物学、人类学等交叉领域出现的，它将昆虫、真菌和微生物等未被充分研究的生物引入了人类学的讨论中。这些曾被限制在人类学的"裸生"（bare life，即可以被杀死的一类生物）范畴内，但现在它们开始与人类一起出现在生物的范畴内，有着清晰的传记和政治生活（Kirksey & Helmerich，2010）。在多物种民族志的观照下，人畜共患疾病，不仅要考虑到多种疾病之间的相互作用，而且要考虑到物种之间的交集和边界，以及微生物是如何在人与非人的互动中突破边界，从一个物种转移到另一个物种的（Singer，2014）。

迄今为止，协同进化更多的是一种理论上的可能性，而不是经验上的现实（Smith，2013）。多物种民族志之所以具有特别的吸引力，在于它挑战了长久以来的人类中心主义，让那些先前出现在人类学边缘的生物——作为景观的一部分、作为人类的食物、作为象征——在新型的民族志中被推到了前台。然而，由于涉及不同的学科、不同的物种，以及人类中心主义的顽固，多物种民族志的实践不仅面临着多学科合作的困境，而且似乎仍然是以人类为中心在诉说生物群体的故事。

我们再来谈具身化。具身化最先是哲学的思辨，而后影响到认知科学、人类学等领域。身体（body）是一个生物性的物质实体，而具身化是一个方法论领域。以梅洛－庞蒂（Maurice Merleau-Ponty)、布迪厄（Pierre Bourdieu）、罗克（Margaret Lock）和冯珠娣（Judith Farquhar）等为代表的学者，将具身化作为一种转化器，或者是一条纽带，意图超越长久以来困扰哲学、社会学、人类学及相关学科的主观－客观、行为－结构、生物－社会文化的二元论。在医学人类学中，在具身化指导下最为著名的案例可谓罗克对更年期的研究，并由此提出的地方生物性（local biologies）概念。她强调，普适性生物学（universal biology）只是局部的真实，在不同地方，人们对"更年期"的身体体验、话语体系是不同的，而这与地方性的环境、饮食、历史传统、医疗体系等相互交织。地方生物学是身体感受具身体验的方式：人们对福祉、健康、疾病等的体验部分被物质身体所获知，而物质身体本身因进化、环境和个体的不同而变动不居，这表明了身体与文化之间的辩证法（余成普，2016a）。

很明显，协同进化、多物种民族志、具身化、地方生物学等都是从辩证的角度考虑人的生物性与社会文化之间的关系，将它们置于共同的分析框架中。然而，仅仅强调生物性与社会文化之间是互动的、交织的、辩证的乃至协同进化的关系，仍然意犹未尽，因为它们之间的关系不能仅仅停留在哲学的思辨领域，或是处于语焉不详的关系状态，人的生物性与社会文化交织的具体机制是什么？这是人类学家面对的另一个难题。

换句话说，医学人类学在对人及其行为的整体理解下，不仅想搭建起自然科学（包括生物科学）和人文社会科学的桥梁，将人的生物性与社会文化性之间的交织作为基本的认识论前提，而且致力于寻求生物－社会文化交织的具体机制。具体到疾病上，基因很少能准确预测疾病，而环境对疾病的影响也语焉不详，表观遗传学或许能填补这个空缺，以解释社会环境具身化的微观过程。然而，表观遗传学这个领域尚处于初期阶段，还有很多问题尚待解释，比如环境因素在多大程度上影响到基因表达，DNA 甲基化（methylation）在多大程度上对基因是必要的，我们知道的依然有限。更重要的是，当人类学家与表观遗传学、神经科学、生态学、动物行为学等学科的学者开展合作时，首先面对的是一些根深蒂固的学科理念、知识生产方式、学科霸权等问题。在其他强势学科之下，人类学对社会文化和病痛体验的关注往往只是充当了不太会引起注意的一个注脚或几行补充说明性文字，或是被压缩为标准化的一系列指标（Burke，2015）。

从目前看，国内的医学人类学研究更多是在整体观的指导下，将诸多健康和疾病主题纳入社会文化情境中给予整体性的理解，从而将医学人类学的研究镶嵌在社会文化人类学的分析框架中（本书也不例外）。在上述医学人类学的最新发展动态中，国内对协同进化的讨论仍局限于生态学领域，人类学只有零星的引介（张文义，2017）；多物种民族志刚刚引起国内人类学者的兴趣，尚未有成功的、可以借鉴的范例（朱剑峰，2019）；具身化虽为部分人类学家所推崇，但它仍然只是作为方法论和认识论，生物－社会文化交织的具体机制尚未纳入研究的范畴。当下，越来越多的人类学者和学生进入医院和实验室开展研究工作，并与这些机构的工作人员以共同发表论著的方式呈现合作的结果。然而，我们要清醒地认识到，这种合作可能仍然处于浅层状态，后者往往只是提供进入的许可（这当然已属不易），它离学科之间的深度合作仍然有相当大的距离。

（四）大规模传染病能否带给中国医学人类学第二波浪潮？

20 世纪 80 年代，中国已有关于医学人类学的介绍，其标志是中国人类学学会（1986）出版的《医学人类学论文集》以及中山大学陈华先生（1988）发表的学术综述《方兴未艾的医学人类学研究》。这之后也出现了一些介绍性文章，倡导对医学人类学的重视，但并未形成学术研究的规模。进入 20 世纪 90 年代之后，医学人类学在中国的发展迹象开始明显。尤其是从 2000 年到 2010 年左右，中国的医学人类学完成了一个历史性的转型，"穿越成年礼"，走向教材编写、课程开设、人才培养和基于田野调查的学术研究的全面发展（景军，2012），可谓中国医学人类学发展的第一波浪潮。

能形成这次浪潮，虽然民族医学的继续发力做出了很大贡献，但中国人类学者对艾滋病相关主题（包括吸毒、卖血、性产业、生殖健康、同性恋等）的研究以及大量医学人类学外文著作的翻译可能是推动这波浪潮的核心力量。首先，许多著名的人类学者加入艾滋病防控的研究中，成为医学人类学发展的领军人物。这些人类学者包括庄孔韶、景军、翁乃群、邵京、兰林友、程瑜等。这些学者的博士学位论文主要涉及宗族（家族）、社会记忆、亲属制度、移民等主题，大多与健康和疾病无涉①。但 2000 年之后，这些学者将部分或全部的学术注意力转向了艾滋病及相关领域，直接推动了医学人类学的发展。其次，在这期间，大量医学人类学外文专著被翻译过来，使医学人类学的理论框架更为清晰、学术对话更为明确、研究主题更为多元，越来越多的青年学者进入医学人类学研究领域。

需要提及的是，2002 年底到 2003 年夏季暴发的"非典"疫情，并没有引起中国人类学者太大的关注，仅有少量的论文讨论此类主题（景军、何明，2020）。可能的原因在于那时中国的医学人类学刚有发展迹象，学者们将大部分精力都投入对另一类慢性传染病（艾滋病）的研究中。对于这种突发的新型传染病，人类学界既没有足够的研究力量，也没有做好理论和方法上的准备。

在世界历史上，传染病的大流行是由人类文明进程带来的，但每次大规模的传染病暴发又对人类文明产生了巨大而深远的影响（麦克尼尔，2010；戴蒙德，2006；赫拉利，2018）。传染病相

---

① 邵京教授是个例外，他的博士学位论文是关于中医的人类学研究，参见 Shao，1999。

当于一个破坏性试验，为我们研究一个社会的构成、文化体系、我们与自然的关系、既往的应对经验等提供了分析的窗口。进一步说，传染病虽带来了经济社会和人们日常生活的重大破坏，但对于人类学学者来说，可能也是一次在学术上大展拳脚的机会。比如，针对至今仍在蔓延的大规模传染病，人类学者（当然包括其他学科的学者）可以讨论以下主题：①隔离（社群自保）、污名与幸存者的社会疏离；②死亡与丧葬；③社会（家庭、社区、单位）纽带与社会动员；④健康传播与地方应对；⑤人畜共患与多物种民族志；⑥人类文明与疾病传播；⑦全球健康与人类卫生健康共同体。

中国的医学人类学学者总体上错过了 2003 年（"非典"疫情）的发声机会，那么面对当下疫情，我们能发挥学科力量吗？或者说，中国的医学人类学界能借此形成研究的第二波浪潮吗？对此，我们首先要回答两个问题：这次疫情能否吸引中国人类学分支的其他学者加入相关主题的讨论？这次疫情能否成为中国医学人类学研究质量全面提升的一次机会？

对于第一个问题，在疫情暴发期间已有部分答案。这从三个方面可见一斑。一是中国人类学学会 2020 年年会的主题为"病疫人类学与人类学的当代使命"（南京大学，2020 年 11 月 13 ~ 14 日）。这场吸引全国 60 多所高校的 140 多位学者参加的盛会，自然超出了医学人类学的讨论范畴，但吸引诸多学者关注疫情主题，自然对医学人类学是个极大的推动。2020 年 11 月 21 日，中国人类学民族学研究会医学人类学专委会 2020 年年会以网络形式召开，会议主题为"民族地区重大公共卫生事件的预防与治理"，共有 18 位学者报告了与疫情相关的论文。二是国内一些著名的人类学学者在重要期刊上发表了有关疫情的论文，这些学者既有医学人类学学者（如景军、潘天舒等），也有其他分支的代表人物（如范可、彭兆荣、何明、秦红增等）。三是面对疫情，2020 年 2 月 11 日，云南大学民族学一流学科建设工作组发布《云南大学民族学一流学科新型冠状病毒感染肺炎疫情社会科学调查研究应急项目全国征集公告》，吸引了全国 118 位副教授以上职称的学者申请（最终资助 30 项，这些成果将陆续发表或出版）。

可以说，相对于人类学学者对"非典"的迟钝反应，上述一系列针对当下疫情的人类学展示，显示出人类学学者面对此次疫情的主动性和学科敏感性。然而，我们仍要清醒地看到，在讨论疫情时，相对于其他学科，如临床医学、公共卫生、政治学、历史学、心理学等，人类学的声音显得非常微弱。我们的已有研究成果，还不能影响重大问题的决策人，也不能传达给普通民众，甚至还不能引发广大同行的共鸣或呼应（景军，2014）。这与人类学学科本身的地位和内部分化有关，也与我们要回答的第二个问题有关。

对于第二个问题，我仍然持谨慎的态度。因为主题的拓展并不能直接带来学术质量的提升，这需要我们在主题拓展之前、之中和之后，对学科理论和方法的优势和局限有清醒的认识，才能自觉地在疫情主题上突破既有的瓶颈和局限，向着研究质量提升的方向迈进。一方面，我们要认识到人类学洞察入微、见微知著的学科优势，这些"细枝末节"的琐事在疫情的总体防控中是最容易被忽视的，但它们构成了疫情下普通人日常生活得以运转的基础。在人类学的观察下，疫情下的人们不是被动吸取公共卫生的知识和响应国家的号召，而是把这些融入生存智慧和道德体验中，让我们看到传染病就像一面镜子：它既是生物学问题，又是文化问题；既是历史问题，又是当代问题；既是理论问题，又是实践问题。另一方面，疫情的突发，需要学科的快速跟进和响应，人类学"慢工出细活"的学术生产过程，似乎限制了这门学科的价值。面对疫情，人类学传统的田野调查方法有其局限性，人类学学者难以在疫情最为严重的时刻进入现场，往往只能在"后疫情"时代开展补救式的调查。上述提及的有关疫情的人类学研究也多以评论性的文章为主，鲜见基于扎实的田野调查的学术研究。

因而，传染病的人类学研究，既要求我们有研究方法上的创新（如自我民族志、口述史、虚拟民族志等），也要求我们弥合文化和生物学各领域之间的鸿沟，重返整体的、多学科合作的立场（Inhorn & Brown，1990）。

本书的结尾并非在贬低同行（包括我自己）的既有努力，而是希望我们在肯定中国医学人类学发展成绩的同时，看到当前的困境和不足。只有我们自己对为之耕耘的学科有自知之明，才能对既有的成绩保持谦虚的心态，也才能心平气和地把其他学者的批评作为进一步发展的动力。我希望这些批评性的文字能引起同仁的讨论，并聚集体之力来化解可能的难题，早日实现医学人类学的诉求和目标。

中国医学人类学的研究队伍规模不大，但其活跃程度可能不亚于人类学的其他分支。当国家将健康作为重要的战略时，当普通人日益视健康为生活的主轴时，当越来越多的研究基金专门支持医学人类学和医学人文研究（如北京玉润健康研究基金和广州泰和医学人文研究教育基金）、越来越多的青年学者将他们学位论文的选题定位于医学人类学方向时，我们当然可以说，医学人类学蓬勃发展、大有可为。但我们也要时刻反思，医学人类学能为国家的政策制定、普通人的日常生活以及学术同行们做出何种智识贡献？如果我们的研究因囿于既有的框架而失去对现实生活的解释能力，因缺乏深入的民族志调查而无法触及人们的日常生活，以及对学术前沿漠然视之，那么医学人类学的发展前景令人担忧。

参考文献

Arthur P. Wolf，1997，《神·鬼和祖先》，张珣译，《思与言》（台湾）第 3 期。

埃文斯－普里查德，2006，《阿赞德人的巫术、神谕与魔法》，覃俐俐译，北京：商务印书馆。

包蕾萍，2005，《生命历程理论的时间观探析》，《社会学研究》第 4 期。

毕向阳，2005，《转型时代社会学的责任与使命：读布迪厄〈世界的苦难〉及其启示》，《社会学研究》第 4 期。

蔡景峰，1999，《论"民族医学"的界定和民族医药文献的整理》，《中国民族医药杂志》第 4 期。

曹树基，2005，《1959～1961 年中国人口的死亡及其成因》，《中国人口科学》第 1 期。

曹树基，2006，《国家与地方的公共卫生：以 1918 年山西肺鼠疫流行为中心》，《中国社会科学》第 1 期。

陈柏峰，2009，《代际关系变动与老年人自杀》，《社会学研究》第 4 期。

陈东方，2007，《糖尿病历史大发现》，《医药世界》第 10 期。

陈华，1988，《方兴未艾的医学人类学研究》，《中山大学学报》第 2 期。

陈志潜，1998，《中国农村的医学：我的回忆》，成都：四川人民出版社。

程瑜，2006，《乡土医学的人类学分析：以水族民族医学为例》，

《广西民族学院学报》（哲学社会科学版）第 3 期。

程瑜、陈思然，2019，《共疫与熔补：以"人"为中心的慢性病社
　　区照护理念探析》，《广西民族大学学报》（哲学社会科学版）
　　第 6 期。

程瑜、黄韵诗，2014，《被遮蔽的妇科病：广西柳州侗寨妇女的就
　　医选择》，《民族研究》第 6 期。

戴蒙德，2006，《枪炮、病菌与钢铁：人类社会的命运》，谢延光
　　译，上海：世纪出版集团，上海译文出版社。

杜创、朱恒鹏，2016，《中国城市医疗卫生体制的演变逻辑》，《中
　　国社会科学》第 8 期。

范可，2020，《经天纬地的行动者之网：关于病毒的一些思考》，
　　《西北民族研究》第 2 期。

方静文，2011，《体验与存在：一个村落长期慢性病人的病痛叙述》，
　　《广西民族大学学报》（哲学社会科学版）第 4 期。

方小平，2016，《赤脚医生和农村医疗卫生》，载吴章、布洛克编
　　《中国医疗卫生事业在二十世纪的变迁》，蒋育红译，北京：
　　商务印书馆。

费孝通，1998，《乡土中国 生育制度》，北京：北京大学出版社。

费孝通，2009，《家庭结构变动中的老年赡养问题》，载《费孝通
　　全集》（第十卷），呼和浩特：内蒙古人民出版社。

冯智明，2014，《身体认知和疾病：红瑶民俗医疗观念及其实践》，
　　《广西民族研究》第 6 期。

弗雷泽，1998，《金枝：巫术与宗教之研究》，徐育新等译，北京：
　　大众文艺出版社。

戈夫曼，2009，《污名：受损身份管理札记》，宋立宏译，北京：商
　　务印书馆。

格尔茨，2008，《文化的解释》，韩莉译，南京：凤凰出版传媒集
　　团、译林出版社。

格尔茨，2014，《地方知识：阐释人类学论文集》，杨德睿译，北

京：商务印书馆。

古德，2010，《医学、理性与经验：一个人类学的视角》，吕文江、余晓燕、余成普译，北京：北京大学出版社。

郭金华，2015，《与疾病相关的污名：以中国的精神疾病和艾滋病污名为例》，《学术月刊》第 7 期。

郭于华，2011，《倾听底层：我们如何讲述苦难》，桂林：广西师范大学出版社。

国家卫生健康委统计信息中心，2021，《全国第六次卫生服务统计调查报告》，北京：人民卫生出版社。

国家卫生健康委员会，2018，《中国卫生健康统计年鉴》，北京：中国协和医科大学出版社。

汉，2010，《疾病与治疗：人类学怎么看》，禾木译，上海：东方出版中心。

郝德祥、王善利、范永昌、贺爱秋、孙传果，2000，《山东农村人群吸烟及其对健康影响的调查》，《上海预防医学》第 11 期。

何明，2010，《生活方式、社会网络与疾病防控——重大传染病疫情的人类学研究框架》，《广西民族大学学报》（哲学社会科学版）第 1 期。

何雪松、侯慧，2020，《"过坎"：终末期肾病患者的疾痛体验》，《社会学研究》第 5 期。

贺寨平，2002，《社会经济地位、社会支持网与农村老年人身心状况》，《中国社会科学》第 3 期。

赫拉利，2018，《人类简史：从动物到上帝》，林俊宏译，北京：中信出版集团。

怀化市民族宗教事务委员会，2014，《怀化市民族志》，北京：线装书局。

郇建立，2009，《慢性病与人生进程的破坏》，《社会学研究》第 5 期。

郇建立，2012，《乡村慢性病人的生活世界》，《广西民族大学学报》（哲学社会科学版）第 2 期。

郇建立，2013，《病人照料与乡村孝道：基于冀南沙村的田野考察》，《广西民族大学学报》（哲学社会科学版）第 1 期。

郇建立，2014，《乡村慢性病人的生存策略：基于冀南沙村的田野考察》，《思想战线》第 3 期。

郇建立，2022，《带病生存：村民患病经历研究》，北京：社会科学文献出版社。

吉登斯，2000，《现代性的后果》，田禾译，南京：译林出版社。

焦开山，2014，《健康不平等影响因素研究》，《社会学研究》第 5 期。

景军，2006a，《艾滋病谣言的社会渊源：道德恐慌与信任危机》，《社会科学》第 8 期。

景军，2006b，《泰坦尼克定律：中国艾滋病风险分析》，《社会学研究》第 5 期。

景军，2012，《穿越成年礼的中国医学人类学》，《广西民族大学学报》（哲学社会科学版）第 2 期。

景军，2014，《作为行动人类学的医学人类学》，《思想战线》第 2 期。

景军，2016，《解开秘方之秘》，《清华大学学报》（哲学社会科学版）第 3 期。

景军，2018，《现代预防医学在乡土中国的实践源头和本土化过程：定县实验》，《西南民族大学学报》（人文社科版）第 7 期。

景军，2019a，《当代中国医学人类学评述》，《医学与哲学》第 15 期。

景军，2019b，《公民健康与社会理论》，北京：社会科学文献出版社。

景军、高良敏，2020，《新型传染病传播的社会特征》，《西北民族研究》第 2 期。

景军、何明，2020，《人类学视野下的传染病研究》，《民族研究》

第 6 期。

景军、黄鹏程，2016，《医患关系对农村抗生素滥用的作用：以五个乡村诊所为例》，《贵州民族大学学报》（哲学社会科学版）第 3 期。

景军、齐腾飞、陈昭，2017，《民族医学面临的挑战与机遇》，《广西民族大学学报》（哲学社会科学版）第 3 期。

凯博文，2020，《照护：哈佛医师与阿尔茨海默病妻子的十年》，姚灏译，北京：中信出版集团。

考夫曼，2014，《老龄社会的长寿制造：伦理情感与老年医疗支出的关联》，余成普译，《广西民族大学学报》（哲学社会科学版）第 1 期。

克莱曼，2010，《疾痛的故事》，方筱丽译，上海：上海译文出版社。

克莱曼，2017，《道德的重量：在无常和危机前》，方筱丽译，上海：上海译文出版社。

赖立里、冯珠娣，2013，《规范知识与再造知识——以壮族医药的发掘整理为例》，《开放时代》第 1 期。

赖立里、冯珠娣，2014a，《知识与灵验：民族医药发展中的现代理性与卡里斯马探讨》，《思想战线》第 2 期。

赖立里、冯珠娣，2014b，《中国传统医学的人类学研究——人类学学者访谈录之七十二》，《广西民族大学学报》（哲学社会科学版）第 6 期。

李景汉，2005，《定县社会概况调查》，上海：世纪出版集团。

李强、邓建伟、晓筝，1999，《社会变迁与个人发展：生命历程研究的范式与方法》，《社会学研究》第 6 期。

李荣荣，2017，《伦理探究：道德人类学的反思》，《社会学评论》第 5 期。

李廷安，1935，《中国乡村卫生问题》，上海：商务印书馆。

李永祥，2009，《彝族的疾病观念与传统疗法》，《民族研究》第 4 期。

梁其姿，2013，《麻风：一种疾病的医疗社会史》，朱慧颖译，北京：商务印书馆。

廖申白，2004，《我们的"做人"观念——涵义、性质与问题》，《北京师范大学学报》（社会科学版）第 2 期。

列维–布留尔，1981，《原始思维》，丁由译，北京：商务印书馆。

刘宏涛，2013，《仪式治疗新解：海南美孚黎的疾病观念和仪式治疗的文化逻辑》，《民族研究》第 1 期。

刘绍华，2013，《我的凉山兄弟》，新北：群学出版有限公司。

刘绍华，2018，《麻风医生与巨变中国》，台湾：卫城出版社。

刘小辛，2007，《彝族医疗保健》，昆明：云南人民出版社。

刘燕舞，2016，《农村家庭养老之殇——农村老年人自杀的视角》，《武汉大学学报》（人文科学版）第 4 期。

刘育衡、丁锋，2012，《中国侗族医药研究》，长沙：湖南科技出版社。

刘愿，2010，《"大跃进"运动与中国 1958—1961 年饥荒》，《经济学》（季刊）第 3 期。

刘志扬，2006，《西藏农民在就医行为选择上的文化观念》，《开放时代》第 4 期。

刘志扬，2008，《"神药两解"：白马藏族的民俗医疗观念与实践》，《西南民族大学学报》（人文社科版）第 10 期。

龙运光、萧成纹、吴国勇、邓星煌主编，2011，《中国侗族医药》，北京：中医古籍出版社。

罗康隆、杨曾辉，2011，《生计资源配置与生态环境保护：以贵州黎平黄岗侗族社区为例》，《民族研究》第 5 期。

马凌诺夫斯基，2002，《西太平洋的航海者》，梁永佳、李绍明译，北京：华夏出版社。

麦克尼尔，2010，《瘟疫与人》，余新忠、毕会成译，北京：中国环境科学出版社。

美国疾病预防控制中心编，2009，《流行病学原理：公共卫生实践中的应用》，曾光主译，北京：中国协和医科大学出版社。

孟慧英，2013，《人类学视阈下的医疗——基于萨满文化医疗的思考》，《民族研究》第 1 期。

摩尔，2018，《照护的逻辑：比赋予病患选择更重要的事》，吴嘉苓等译，新北市：左岸文化/远足文化事业股份有限公司。

莫勒姆、普林斯，2020，《病者生存：疾病如何延续人类寿命》，程纪莲译，北京：中信出版集团。

莫斯，2002，《论馈赠》，卢汇译，北京：中央民族大学出版社。

潘天舒，2017，《人类学家凯博文：医学人类学的"克莱曼范式革命"》，《广西民族大学学报》（哲学社会科学版）第 1 期。

潘天舒，2020，《重大公共卫生事件中应如何作为：来自医学人类学哈佛学派的启示》，《广西民族大学学报》（哲学社会科学版）第 1 期。

潘天舒、张乐天，2007，《流行病瘟疫与集体生存意识：关于海宁地区应对禽流感威胁的文化人类学考察》，《社会》第 4 期。

彭玉生，2011，《社会科学中的因果分析》，《社会学研究》第 3 期。

彭兆荣，2020，《移动之悖：全球新冠疫情传播的人类学反思》，《民族研究》第 3 期。

秦红增，2020，《合作人类学与中国社会研究——从 2019 新型冠状病毒疫情防控谈起》，《广西民族大学学报》（哲学社会科学版）第 1 期。

萨林斯，马歇尔，2009，《石器时代经济学》，张经纬、郑少雄、张帆译，北京：生活·读书·新知三联书店。

桑塔格，2003，《疾病的隐喻》，程薇译，上海：上海译文出版社。

色音，2014，《萨满医术：北方民族精神医学》，《广西民族大学学报》（哲学社会科学版）第 6 期。

邵京，2011，《边疆、道德、治理：以感染性疾病的控制为例》，《中南民族大学学报》（人文社会科学版）第 2 期。

石佳能，1993，《侗族的"补拉"与款》，《中南民族大学学报》

（哲学社会科学版）第 3 期。

石佳能，2004，《独坡八寨侗族文化》，深圳：华夏文化艺术出版社。

石佳能、林良兵、吴文志，2011，《独坡八寨志》，北京：中国戏剧出版社。

石智雷、吴志明，2018，《早年不幸对健康不平等的长远影响：生命历程与双重累积劣势》，《社会学研究》第 3 期。

世界卫生组织，2006，《预防慢性病：一项至关重要的投资》，张璐等译，《中国慢性病预防与控制》第 1 期。

苏春艳，2014，《病痛的重量：一项对"未知病毒感染者"的人类学考察》，《北方民族大学学报》（哲学社会科学版）第 6 期。

孙文中、刁鹏飞，2018，《生命历程与累积劣势：农村老年贫困人口的健康风险研究》，《学术探索》第 12 期。

特罗斯特，2008，《流行病与文化》，刘新建、刘新义译，济南：山东画报出版社。

通道侗族自治县概况编写组，2008，《通道侗族自治县概况》，北京：民族出版社。

通道侗族自治县民族宗教事务局，2004，《通道侗族自治县民族志》，北京：民族出版社。

图姆斯，2000，《病患的意义》，邱鸿钟、李剑译，青岛出版社。

涂炯，2016，《食管癌患者的疾病解释：理解、合法化与意义追寻》，《思想战线》第 3 期。

涂炯，2020，《癌症患者的疾痛故事——基于一所肿瘤医院的现象学研究》，北京：社会科学文献出版社。

汪丹，2013，《分担与参与：白马藏族民俗医疗实践的文化逻辑》，《民族研究》第 6 期。

王甫勤，2011，《社会流动有助于降低健康不平等吗？》，《社会学研究》第 2 期。

王建新、赵璇，2020，《病痛叙事的人文特征及其利用路径探析：医患关系研究前沿报告》，《思想战线》第 1 期。

王剑利，2019，《病友互助的类家族主义原则——对糖尿病互助群体的组织人类学考察》，《思想战线》第 1 期。

王瑞静，2020，《整合药礼：阿卡医疗体系的运作机制》，《社会》，第 1 期。

王天夫，2006，《社会研究中的因果分析》，《社会学研究》第 4 期。

王翔朴，2000，《卫生学大辞典》，青岛：青岛出版社。

王小军，2011，《疾病、社会与国家：20 世纪长江中游地区的血吸虫灾害与应对》，南昌：江西人民出版社。

王延中，2011，《中国慢性病调查与防治》，北京：中国社会科学出版社。

王一方，2018，《叙述医学：从工具到价值》，《医学与哲学》（A）第 5 期。

吴飞，2009，《浮生取义：对华北某县自杀现象的文化解读》，北京：中国人民大学出版社。

吴章、布洛克，2016，《中国医疗卫生事业在二十世纪的变迁》，蒋育红译，北京：商务印书馆。

西敏斯，2010，《甜与权力：糖在近代历史上的地位》，王超、朱健刚译，北京：商务印书馆。

肖斯塔克，2017，《妮萨：一名昆族女子的生活与心声》，杨志译，北京：中国人民大学出版社。

谢勇，2016，《病的分类与对慢性病的理解：基于一个村落老年慢性病人的考察》，《广西民族研究》第 2 期。

辛格，2006，《批判医学人类学的历史与理论框架》，林敏霞译，《广西民族大学学报》（哲学社会科学版）第 3 期。

徐义强，2011，《近 30 年中国医学人类学研究的回顾与反思》，《思想战线》第 3 期。

徐义强，2012，《哈尼族的原始宗教信仰与仪式治疗》，《宗教学研究》第 1 期。

徐义强，2013，《哈尼族治疗仪式的医学人类学解读》，《中央民族大学学报》（哲学社会科学版）第 2 期。

许烺光，1997，《驱逐捣蛋者：魔法、科学与文化》，王芃、徐隆
德译，台北：南天书局有限公司。

许烺光，2001，《祖荫下：中国乡村的亲属、人格与社会流动》，王
芃、徐隆德译，台北：南天书局有限公司。

许曼音，2010，《糖尿病学》，上海：上海科学技术出版社。

阎云翔，2000，《礼物的流动：一个中国村庄中的互惠原则与社会
网络》，李放春、刘瑜译，上海：上海人民出版社。

阎云翔，2006，《私人生活的变革》，龚小夏译，上海：上海书店
出版社。

杨付明，2014，《需求与认同：土家族医药传承探析》，《广西民族
大学学报》（哲学社会科学版）第 6 期。

杨懋春，2001，《一个中国村庄：山东台头》，张雄、沈炜译，南京：
江苏人民出版社。

杨念群，2006，《再造"病人"：中西医冲突下的空间政治（1832—
1985）》，北京：中国人民大学出版社。

余成普，2016a，《地方生物学：概念缘起与理论意涵》，《民族研
究》第 6 期。

余成普，2016b，《糖尿病的生物社会性》，《思想战线》第 5 期。

余成普，2018，《倾听生命的故事》，《开放时代》第 3 期。

余成普，2019a，《多元医疗：一个侗族村寨的个案研究》，《民族
研究》第 4 期。

余成普，2019b，《中国农村疾病谱的变迁及其解释框架》，《中国
社会科学》第 9 期。

余成普，2020，《社区参与、家庭责任与慢性病人的道德生活——
基于一个侗寨的调查》，《西北民族研究》第 2 期。

余成普，2022，《中国医学人类学的研究困境及可能出路》，《南开
学报》（哲学社会科学版）第 1 期。

余成普、廖志红，2016，《甜蜜的苦难：1 型糖尿病人的患病经历研

究——兼论慢性病的人类学研究路径》，《开放时代》第 4 期。

余成普、姚麟，2016，《糖尿病人的临床境遇、家庭伦理与依从性问题》，《广西民族大学学报》（哲学社会科学版）第 5 期。

余晓燕，2010，《HIV/AIDS 防治中的医患交往艺术》，《开放时代》第 3 期。

余晓燕，2014，《医学化的技术轨迹：云南乡村抗生素滥用现象考察》，《思想战线》第 5 期。

余新忠，2001，《清代江南疫病救疗事业探析：论清代国家与社会对瘟疫的反应》，《历史研究》第 6 期。

张大庆，2006，《中国近代疾病社会史》，济南：山东教育出版社。

张光直，2003，《中国文化中的饮食：人类学和历史学的透视》，郭于华译，载安德森《中国食物》，马孆、刘东译，南京：江苏人民出版社。

张宁、赵利生，2011，《三十年来中国医学人类学研究回顾》，《浙江社会科学》第 2 期。

张实，2013，《医学人类学的理论与实践》，北京：知识产权出版社。

张文义，2017，《社会与生物的连接点：医学人类学国际研究动态》，《医学与哲学》第 10A 期。

张文义，2021，《现象与现象的链接：中国西南边境多元知识体系的交融与衍异》，《开放时代》第 2 期。

张珣，2000，《疾病与文化——台民间医疗人类学研究论集》，台北：台湾稻香出版社。

张有春，2009，《医学人类学的社会文化视角》，《民族研究》第 2 期。

张有春，2011，《一个乡村治病过程的人类学解读》，《广西民族大学学报》（哲学社会科学版）第 4 期。

张有春，2011，《医学人类学》，北京：中国人民大学出版社。

赵建华、陈家齐、刘明智，2003，《宁夏居民 1994—1999 年死亡疾病谱变迁》，《中华流行病学杂志》第 2 期。

赵巧艳，2014，《侗族灵魂信仰与收惊疗法：一项关于 B 村的医学人类学考察》，《思想战线》第 4 期。

郑莉、曾旭晖，2016，《社会分层与健康不平等的性别差异：基于生命历程的纵向分析》，《社会》第 6 期。

中国人类学学会，1986，《医学人类学论文集》，重庆：重庆出版社。

《中国卫生年鉴》编辑委员会编，1987，《中国卫生年鉴》（1987），北京：人民卫生出版社。

周大鸣，2018，《饮酒作为山地民族的一种生活方式》，《民俗研究》第 1 期。

周大鸣、余成普，2014，《行政的边缘 文化的中心：湖南通道上岩坪寨调查报告》，北京：民族出版社。

朱剑峰，2019，《跨界与共生：全球生态危机时代下的人类学回应》，《中山大学学报》（社会科学版）第 4 期。

诸国本，2006，《民族医学：中国少数民族的传统医学》，《中国民族医药杂志》第 3 期。

Abramowitz, S. 2017. "Epidemics (especially ebola)." *Annual Review of Anthropology* 46.

Alex, B., D. Assa, & T. Philip. 2009. "The Inequalities of Medical Pluralism: Hierarchies of Health, the Politics of Tradition and Economies of Care in Indian Oncology." *Social Science and Medicine* 69.

Alland, A. 1970. *Adapation in Cultural Evolution: An Approach to Medical Anthropology*. NY: Columbia University Press.

Armour, T. A., S. L. Norris, L. Jack Jr, et al. 2005. "The Effectiveness of Family Interventions in People with Diabetes Mellitus: A Systematic Review." *Diabetic Medicine* 22.

Baer, H. A., M. Singer, & I. Susser. 1997. *Medical Anthropology and the World System*. Westport, CT: Bergin & Garvey.

Beaglehole, R., R. Bonita, R. Horton, et al. 2011. "Priority Actions for the Non-communicable Disease Crisis. " *The Lancet* 377 (9775).

Benyshek, D. C. , J. F. Martin, & C. S. Johnston. 2001. "A Reconsideration of the Origins of the Type 2 Diabetes Epidemic Among Native Americans and the Implications for Intervention Policy. " *Medical Anthropology* 20 (1).

Bourdieu, P. 1977. *Outline of a Theory of Practice.* Cambridge: Cambridge University Press.

Bourdieu, P. et al. 1999. *The Weight of the World: Social Suffering in Contemporary Society.* Stanford, California: Stanford University Press.

Brown, P. J. & M. C. Inhorn. 1997. *The Anthropology of Infectious Disease: International Health Perspectives.* London: Routledge.

Burke, W. 2015. "Review on Comprehending the Body in the Era of the Epigenome. " *Current Anthropology* 56 (2).

Bury, M. 1982. "Chronic Illness as Biographical Disruption. " *Sociology of Health and Illness* 4 (2).

Casper, M. J. & B. A. Koenig. 1996. "Reconfiguring Nature and Culture: Intersections of Medical Anthropology and Technoscience Studies. " *Medical Anthropology Quarterly* 10 (4).

Caudill, W. 1953. "Applied Anthropology in Medicine. " In *Anthropology Today*, A. L. Kroeber, ed. Chicago: University of Chicago Press.

Clements, F. E. 1932. "Primitive Concepts of Disease. " *University of California Publications in American Archeology and Ethnology* 32 (2).

Dans, A. , N. Ng and C. Varghese, et al. 2011. "The Rise of Chronic Non-communicable Disease in Southeast Asia: Time for Action. " *The Lancet* 377 (9766).

Das, V. 2012. "Ordinary Ethics. " in D. Fassin, ed. *A Companion to Moral Anthropology.* MA: Wiley-Blackwell.

Du, S. , T. A. Mroz, and F. Zhai, et al. 2004. "Rapid Income Growth Adversely Affects Diet Quality in China-Particularly for the Poor!" *Social Science & Medicine* 59 (7).

Eaton C. 1977. "Diabetes, Culture Change, and Acculturation: A Bio-cultural Analysis. " *Medical Anthropology* 1 (2).

Ehrlich, P. R. & P. H. Raven. 1964. "Butterflies and Plants: A Study in Coevolution. " *Evolution* 18.

Ember, C. R. & M. Ember. 2004. *Encyclopedia of Medical Anthropology*. New York: Kluwer Academic/Plenum Publishers.

Farmer, P. 1992. *AIDS and Accusation: Haiti and the Geography of Blame*. Berkeley: University of California Press.

Farmer, P. 2004. "An Anthropology of Structural Violence. " *Current Anthropology* 45 (3).

Farquhar, J. B. 1994. *Knowing Practice: The Clinical Encounter in Chinese Medicine*. Boulder: Westview Press.

Ferzacca, S. 2000. " ' Actually, I Don't Feel That Bad ' : Managing Diabetes and the Clinical Encounter. " *Medical Anthropology Quarterly* 14 (1).

Ferzacca, S. 2012. "Diabetes and Culture. " *Annual Review of Anthropology* 41.

Fuentes, A. 2010. "Natural Cultural Encounters in Bali: Monkeys, Temples, Tourists, and Ethnoprimatology. " *Cultural Anthropology* 25 (4).

Goodman, A. H. , D. Heath, & M. S. Lindee. 2003. *Genetic Nature/Culture*. Berkeley: University of California Press.

Greenhalgh, S. 2001. *Uuder the Medical Gaze: Facts and Fictions of Chronic Pain*. Berkeley: University of California Press.

Hales, C. N. , M. Desai, S. E. Ozanne, et al. 1992. "Fishing in the Stream of Diabetes: From Measuring Insulin to the Control of Fetal

Organogenesis. " *The Biochemical Society Transactions* 24 (2).

Hales, C. N. & D. J. P. Barker. 1992. "Type 2 (Non-Insulin-Dependent) Diabetes Mellitus: The Thrifty Phenotype Hypothesis. " *Diabetologia* 35 (7).

Harris, M. I. , K. M. Flegal, C. Cowie, et al. 1998. "Prevalence of Diabetes, Impaired Fasting Glucose, and Impaired Glucose Tolerancein U. S. Adults: The Third National Health and Nutrition Examination Survey, 1994 – 1998. " *Diabetes Care* 21 (5).

Hossain, P. , B. Kawar, & M. EI Nahas. 2007. "Obesity and Diabetes in the Developing World: A Growing Challenge. " *The New England Journal of Medicine* 356 (3).

Hsu, E. 1999. *The Transmission of Chinese Medicine.* Cambridge: Cambridge University Press.

Huang, S. M. 1988. "Transforming China's Collective Health Care System: A Village Study. " *Social Science & Medicine* 27 (9).

Hunt, L. M. & N. H. Arar. 2001. "An Analytical Framework for Contrasting Patient and Provider Views of the Process of Chronic Disease Management. " *Medical Anthropology Quarterly* 15 (3).

Inhorn, M. C. & P. J. Brown. 1990. "The Anthropology of Infectious Disease. " *Annual Review of Anthropology* 19.

Kelly, A. H, F. Keck & C. Lynteris. 2019. *The Anthropology of Epidemics.* London and New York: Taylor & Francis Group.

Kirksey, E. & S. Helmerich. 2010. "The Emergence of Multispecies Ethnography. " *Cultural Anthropology* 25 (4).

Kleinman, A. 1980. *Patients and Healers in the Context of Culture.* Berkeley: University of California Press.

Kleinman, A. 1995. *Writing at the Margin: between Anthropology and Medicine.* Berkeley: University of California Press.

Kleinman, A. 2008. "Catastrophe and Caregiving: the Failure of Medicine as an Art. " *The lancet* 371 （5）.

Kleinman, A. 2010. "Four Social Theories for Global Health. " *The Lancet* 375 （9725）.

Kleinman, A. , V. Das, & M. M. Lock. 1997. *Social Suffering.* Berkeley: University of California Press.

Kohn, E. 2007. "How Dogs Dream: Amazonian Natures and the Politics of Transspecies Engagement. " *American Ethnologist* 34 （1）.

Lambek, M. 2010. *Ordinary Ethics: Anthropology, Language, and Action.* NY: Fordham University Press.

Latour, B. & S. Woolgar. 1986. *Laboratory Life: The Construction of Scientific Facts.* Princeton: Princeton University Press.

Leslie, C. 1973. "The Professionalizing ideology of medical revivalism. " in M. B. Singer （ed. ）, *Entrepreneurship and Modernization of Occupational Structures in South Asia.* Durham, NC: Duck University Press.

Leslie, C. 1976. *Asian Medical Systems: A Comparative Study.* Berkeley: University of California Press.

Li, G. , P. Zhang, J. Wang, et al. 2008. "The Long-term Effect of Lifestyle Interventions to Prevent Diabetes in the China Da Qing Diabetes Prevention Study: A 20 – year Follow-up Study. " *The Lancet* 371 （9626）.

Lindenbaum, S. 2001. "Kuru, Prions, and Human Affairs: Thinking about Epidemics. " *Annual Review of Anthropology* 30.

Lock, M. & Vinh-Kim Nguyen. 2010. *An Anthropology of Biomedicine.* Oxford: Wiley-Blackwell.

Loewe, R. & J. Freeman. 2000. "Interpreting Diabetes Mellitus: Differences Between Patient and Provider Models of Disease and Their Implications for Clinical Practice. " *Culture, Medicine and Psychiatry* 24.

Long, D. , C. Hunter, & S. van der Geest. 2008. "When the Field is a Ward or a Clinic: Hospital Ethnography. " *Anthropology & Medicine* 15 (2).

Lowe, C. 2010. "Viral Clouds: Becoming H5N1 in Indonesia. " *Cultural Anthropology* 25 (4).

Lynch, J. & G. D. Smith. 2005. "A Life Course Approach to Chronic Disease Epidemiology. " *The Annual Review of Public Health* 26.

Mayer, K. U. 2009. "New Directions in Life Course Research. " *The Annual Review of Sociology* 35.

McElroy, A. et al. 1985. *Medical Anthropology in Ecological Perspective.* Boulder, CO: Westview Press.

Mendenhall, E. , R. A. Seligman, A. Fernandez, et al. 2010. "Speaking through Diabetes: Rethinking the Significance of Lay Discourses on Diabetes. " *Medical Anthropology Quarterly* 24 (2).

Mercado-Martinez, F. J. & I. M. Ramos-Herrera. 2002. "Diabetes: The Layperson's Theories of Causality. " *Qualitative Health Research* 12 (6).

Neel, J. V. 1962. "Diabetes Mellitus: A 'Thrifty' Genotype Rendered Detrimental by 'Progress'? " *American Journal of Human Genetics* 14 (4).

Ohnuki-Tierney, E. 1994. "Brain Death and Organ Transplantation: Cultural Bases of Medical Technology. " *Current Anthropology* 35 (3).

Parsons T. 1951. *The Social System.* London: Free press.

Paul, B. D. 1955. *Health, Culture and Community: Case Studies of Public Reactions to Health Programs.* New York: Russell Sage Foundation.

Pierret, J. 2003. "The illness experience: state of knowledge and perspectives for research. " *Sociology of Health & Illness* 25 (3).

Poss, J. & M. A. Jezewski. 2002. "The Role and Meaning of Susto in Mexican Americans' Explanatory Model of Type2 Diabetes." *Medical Anthropology Quarterly* 16 (3).

Rivers, W. H. R. 1924. *Medicine, Magic and Religion.* London: Kegan Paul, Trench, Trubner.

Roberts, E. F. S. 2012. *God's Laboratory: Assisted Reproduction in the Andes.* Berkeley: University of California Press.

Rock, M. 2003. "Sweet Blood and Social Suffering: Rethinking Cause-effect Relationships in Diabetes, Distress, and Duress." *Medical Anthropology* 22 (2).

Scheder, J. C. 1988. "A Sickly-Sweet Harvest: Farmworker Diabetes and Social Equality." *Medical Anthropology Quarterly* 2 (3).

Scheper-Hughes, N. et al. 1987. "The Mindful Body: A Prolegomenon to Future Work in Medical Anthropology." *Medical Anthropology Quarterly* 1 (1).

Scotch, N. A. 1963. "Medical Anthropology." *Biennial Review of Anthropology* 3.

Shao, J. 1999. "Hospitalizing" Traditional Chinese Medicine: Identity, Knowledge and Reification (dissertation). University of Chicago, Department of Anthropology.

Singer, M. 2014. "Zoonotic Ecosyndemics and Multispecies Ethnography." *Anthropological Quarterly* 87 (4).

Singer, M. & P. I. Erickson. 2011. *A Companion to Medical Anthropology.* MA, Malden: Wiley-Blackwell.

Singer, M. 2015. *Anthropology of Infectious Disease.* London and New York: Taylor & Francis Group.

Smith, E. A. 2013. "Agency and Adaptation: New Directions in Evolutionary Anthropology." *Annual Review of Anthropology* 42.

Sudhir, P. M., V. Kumaraiah, & C. Munichoodappa. 2003. "Role of

Family in the Management of Type-I Diabetes: An Indian Experience. " *Journal of Clinical Psychology* 59 (6).

Swedlund, W. 1997. "Diabetes as a Disease of Civilization: The Impact of Culture Change on Indigenous Peoples. " *Medical Anthropology Quarterly* 11 (1).

Szathmary, E. J. E. & R. E. Ferrell. 1990. "Glucose Level, Acculturation, and Glycosylated Hemoglobin: An Example of Biocultural Interaction. " *Medical Anthropology Quarterly* 4 (3).

Thompson, S. J. & S. M. Gifford. 2000. "Trying to Keep a Balance: the Meaning of Health and Diabetes in an Urban Aboriginal Community. " *Social Science & Medicine* 51 (10).

Ulijaszek, S. J. & H. Lofink. 2006. "Obesity in Biocultural Perspective. " *Annual Review of Anthropology* 35.

Wang, L. , L. Kong, and F. Wu, et al. 2005. "Preventing Chronic Diseases in China. " *The Lancet* 366 (9499).

Weiss, K. M. , R. F. Ferrell, & C. L. Hanis. 1984. "A New World Syndrome of Metabolic Diseases with a Genetic and Evolutionary Basis. " *American Journal of Physical Anthropology* 27 (s5).

Wilkinson, I. & A. Kleinman. 2016. *A Passion for Society: How We Think About Human Suffering.* Berkeley: University of California Press.

Winkelman, M. 2009. *Culture and Health: Applying Medical Anthropology.* San Fransisco: Jossey-Bass, A Wiley Imprint.

Xiao, S. & M. Kohrman. 2008. "Anthropology in China's Health Promotion and Tobacco. " *The Lancet* 372 (9650).

Yang, G. , Y. Wang, and Y. Zeng, et al. 2013. "Rapid Health Transition in China, 1990 – 2010: Findings from the Global Burden of Disease Study 2010. " *The Lancet* 381 (9882).

Yang, Z. , Z. Yang, L. Zhu, et al. 2011. "Human Behaviors Deter-

mine Health: Strategic Thoughts on the Prevention of Chromic Non-
communicable Diseases in China. " *International Journal of Behav-
ioral Medicine* 18 （4）.

Young, A. 1982. "The Anthropologies of Illness and Sickness. " *An-
nual Review of Anthropology* 11.

附录 一则关于丧礼的观察笔记

2017 年 7 月 28 日，高温

吃早饭时，听见哀鸣悠扬的声音在村里响起，我们原以为这是芦笙的声音。但在我的印象中，芦笙一般是在节日里吹奏的。一个学生去探路后，发微信告知我，村里有老人过世了。我知道，无论是在侗族，还是在其他民族，死亡和出生一样，都是一个重要的仪式性事件，里面充满了人类学的诸多话题。这打乱了我们原本今天休息的计划。我们不能错过。

我和四个学生到达丧事现场时，族人已经开始忙碌了。和我前几日观察到的上梁时的分工相似。男人们在分割猪肉，并把猪肉切片。妇女们开始择菜和洗菜。素菜很单一，只有韭菜和南瓜。和几位村民聊起来方知，老人家 70 多岁，是今天凌晨三点去世的。他这几年身体一直不好，最近已卧床多日，有两个女儿、一个儿子。大女儿已经去世，大女婿后来再娶一房。小女儿嫁到了县城的双江镇。儿子 30 多岁，尚未结婚。他老伴在很年轻时被毒蛇咬伤后死亡，由于属于非正常死亡，没有葬入祖坟。

村里有红白喜事时，会向村寨发出信号。白事的信号是三声或者六声单音重炮，是用土火药放在铁质的炮筒里点燃，那声音真是震耳欲聋。喜事则是放鞭炮。由于白事往往始料未及，尤其是半夜去世，用重炮声提醒村民是有必要的。喜事大多早些时日在村里就已经传开了，只等确定的吉日开办而已，放鞭炮只不过是为了增加喜事的氛围。当村民听到炮声时，大概就已经知道有

人过世了，并且人们很快就能确定，这是哪家的丧事。哪怕是夜晚，同一个房族的人也得起床，到主人家准备丧葬的事宜。

红白喜事一样，都有一个主事人，相当于理事长，他负责分工。在避不开的死亡事件中，村民们很熟悉接下来的各项工作。有人准备仪式用品，包括香纸、白布、白纸、鞭炮、单响炮，有人负责买猪肉（很多村民这些年来已经不养猪了，这与房屋构造、外出务工等有关）、牛肉，有人负责给远方的亲戚、外出务工的房族人报信，有人负责请风水先生，有人负责记账，有人负责掘坟墓……对于家里有卧床的老人，有点生活经验的子女都会提前准备一些丧葬物件，以备不时之需。村民告诉我，在他们50岁左右的时候，就已经开始准备棺木了。棺材刷好亮黑色的油漆后，就晾放在一楼的杂物间里，或者另盖一个简易木房放置。据说，这样做不仅可以增寿，其他村民见到"棺材"，也会有"财"气。当我们到达丧事主人家时，看不出一点凌乱，一切都在按照规矩有序地开展。

我本想进入主人家的房间，看看有关尸体的处理，但一支戴着白色孝布的20余人的队伍出行引起了我的注意。领头的一个年轻人腰缠白布，肩挎一个塑料包，边走边点燃爆竹，扔向前进方向的两侧，也不时地从塑料包里掏出纸钱，撒向路边，安抚路边小鬼。跟在后面的是两位唢呐人，唢呐声凄惨哀鸣。唢呐上缠着白布，象征着白事。紧跟着的是一个头戴长约1.6米、宽20~30厘米白布的年轻人。这是死者的独子。他30岁出头，1.65米的身高，面色凝重。白色的孝布拖在他的身后，直达脚底，快速走起时，就像一阵风，显得飘逸而单薄。在他后面，还有十多位头戴白布的中老年男人，他们的白布有长有短，这是根据他们与死者的亲属关系远近而剪裁的（我后来了解到，辈分比死者高的村民不用戴孝，而重孙辈的孝布则为红色）。当我看见风水先生也跟在后面时，我猜测可能接下来会有一场仪式。四个学生留在死者家里观察，我跟随队伍上了山。

　　和风水先生聊天得知，他们这是去祖坟确定坟穴。在村里，每个房族都在一片集体林里开辟了坟场。大的房族的坟场甚至有半个山头。当初在选择坟场时，房族的主事人已经请风水师看过，确定这块山地葬坟不仅可以让死者入土为安，也可以福泽后代。但并非每个房族的人死后都会葬入祖坟。非正常死亡者，如自杀死、溺水死、难产死的等，家里会抬到附近的乱坟岗草草了事。他们没有墓碑，清明节时没有挂青，甚至没有什么仪式。他们不会得到后代永世的纪念，由于坟墓没人打理，很快杂草灌木丛生，甚至长出参天大树。村里人知道，乱坟岗是一块阴森之地，妇女、儿童傍晚都不敢从这里经过。我也了解到，那些没有子嗣的单身汉，由于没有在香火繁衍上为房族做出贡献，没有后人帮他们处理丧事，死后也不能葬入祖坟，会成为无人问津的孤魂野鬼。有女儿、没有儿子的老人去世后，假如他家有入赘的女婿，死后自然由女婿负责，这个女婿从社会意义上说，就是他的儿子。但假如没有入赘的女婿，则由他的近亲属负责处理丧事，近亲属也将得到死者的山地等遗产。假如这个老人一穷二白，没人愿意料理后事，那也会像那些没有子嗣的单身汉一样，进入无人问津的乱坟岗。不过这些年没有这么严格，一些非正常死亡的甚至单身汉死后，也葬入了祖坟。

　　我们走了大约 40 分钟到达山腰中的一块草地，这里密密麻麻地凸起了一个个坟包，每个坟包前都矗立着一块高约 60 厘米、宽约 40 厘米的宝塔状的墓碑。比如，有一个碑面顶上正中横刻"祭如在"三个字，碑面竖排刻有"仙逝故父恩深杨××冥魂之墓"，左边是孝男和孝女的名字，右边是死者的死亡时间和刻碑时间。这一块祖坟场有位置优劣之分。居于正中的自然是风水宝地，早被先祖们占据了。后来死去的，只能见缝插针找一个墓穴。风水先生的作用，就是找到这个见缝插针之处，确定与死者的祭日和后人生辰适合的坟墓朝向。这里的坟墓总体上是坐南朝北，向着村寨的。但仔细一看，每个墓碑的方向还是略有不同。坟地选择很重要。风水先生说，有个老人去世时他的儿子还是单身汉，但没过几年，这个单身汉居然找到了老婆，大家都说是祖坟显灵的结果。

风水先生今天不仅充当地理先生选墓穴，而且得担任阴阳师。前几年，村里有位道灵先生专门给别人做丧葬仪式，2014 年他过世后，就无人接班了。他的孙子虽懂得其中的法门，但还是外出务工了，他年纪轻轻不愿意再继承祖辈的衣钵。所以这位风水先生就开始身兼两职了。他将罗盘放在一个装满大米的黑色布袋上，布袋上放有 20 元钱（也是作为他的辛苦钱），没过几分钟，他已经将死者的卒年时分与这个空间进行匹配，找到了合适的位置。然后用两根木头在墓穴的前后打下桩，以方便掘井人知道把墓穴挖在哪个地方。

接下来是安定墓穴的仪式。风水先生走到墓穴的下方，放置早已准备好的仪式用品。就像村里的草医在治疗严重疾病时一样，他也需要"请师傅"。他希望过往的 20 多位师傅赐予他力量，帮助他施展法力，使死者入土为安，不给人间带来祸乱，且福泽整个房族。先生把一碗整块的生肉放在中间，左边的一碗放着一个鸡蛋、半碗米、半条干鱼、3.6 元钱（有"六六顺"的意思）。三个勺子正对着上面的肉和菜。然后，他开始给三个勺子斟酒。风水先生从另一个盛满水的塑料瓶中给一只大碗倒水，放在右边。一个村民开始帮忙烧纸钱，先生焚烧六炷香，插在盛着半碗米的碗中。待这些准备工作做好后，他端起一碗水，目视墓穴，调整状态，仪式开始了。

他右手拿碗，喝下三口水后再吐出，然后左手各个手指不断变换，细数各位师傅，口中念念有词，这是开始"请师傅"了。过了一会儿，他弯腰取下一根焚燃的香，在水中画符。这时，他左手拿碗，右手中指轻轻点水，洒向墓穴。放下碗，念念有词，不时呈作揖状，感谢师傅赐予力量，其间也给勺子里加酒两次。这样重复了十多分钟。第一阶段仪式完毕。

接下来，风水先生走向坟墓正中，拿起锄头。孝子跪在坟前，将孝布前端摊开放在地上。一个村民将准备好的一包稻谷、盐巴、厨房的烟灰交到风水先生手上。风水先生将其倒入坟墓中，与泥土混合后，用锄头将其铲起，放入孝子的孝布里。孝子将这些坟土和粮食的混合物带回家中，象征着先父保佑后世不缺口粮、平安度日。在念词中，风水先生强调田地开张、万物生长、赐予粮食。在仪式结束前，风水先生再次感谢师傅，然后将勺子中的酒倒入坟土中，并将剩余的酒倒入勺子中，分给众人享用，表示在场的人也能分享这种"财"气。

仪式过后，风水先生离开，两位唢呐人也返回，留下的就是掘坟井的十几位村民。其间，有专人给他们送点酒肉，午餐也给他们做了特别的准备，以感谢他们为此付出的辛苦。

待我返回主人家时已经差不多十一点了。猪肉、素菜已经切好、洗好。几个女人在房子前闲聊。男人们则开始在筑建的临时灶台上用类似铁锹的木铲子在直径足有一米的大锅里炒菜。一人负责炒肉，一人负责炒素菜。在 35℃ 以上的高温天气，以及柴火和滚热的猪油的烘烤下，他们已不穿上衣，光着膀子，挥汗如雨。这大概就是在家里只有妇女烧饭，但红白喜事则非男人操刀不可的原因。这已经不是家务，而是需要力量和耐力的重体力活。至于菜烧得好吃不好吃，已经是其次，把一大锅一大锅的菜烧熟才是正道。

死者的家是砖木结合的三层房子。一楼放着杂物，二楼是客厅和公共空间，三楼住人。老人去世后，子女和房族亲人已经帮死者穿好衣服，尸体平放在二楼靠里面的一角。他们用木棍和侗布临时搭建了一个长方体的帘子，以把死者的临时安息之地与公共空间的其他位置分割开来。我去时已经看不到老人的脸，尸体用素色的侗锦和侗布盖着。头前放着烧有冥纸的火盆。后来入棺的时候我才发现，死者嘴里还含着一张三角形的红纸，里面包着一块碎银。这是让他在另外一个世界保持沉默，不要说人间的坏话。帘子外边同样放着烧有冥纸的火盆。他的女儿和儿子以及其他的近亲属不时地添冥纸，不让其熄灭。

村民告诉我，一直到入棺上山，这个老人都处于模糊状态（人类学所说的"阈限"状态）。他虽然死了，但人们仍然当他是活人，中午也给他一个位置，和唢呐人一起"吃饭"。在下午入棺时（这个时间由风水先生算出），房族人和亲戚齐喊"走"，风水先生念道"千年不相见，万年不相同"。那个时候，死者才与亲人阴阳两隔。

与喜事所用红纸不同，记录亲戚礼金的是白纸，抬头写有"老大人一路走好"。一位房族村民在大白纸上用黑色粗体笔记录送礼金者的姓名和金额，一个人则在一个普通练习本上记录着奔丧者的礼和金，既包括远亲给的几十元钱，也包括一些近亲给的钱和烟酒。烟主要是白沙烟，一条或者两条；酒是自家酿的，多则是20斤的一小桶，也有挑上两大桶的，估计100斤。但账本上，白酒没有记录数量，烟有数量。这个账本是主人家日后还礼的依据。还有一个人专门负责收钱。丧葬结束后，现金和账本、白纸上的金额一致，就说明没有误差了。记账的三个人多由本房族有点文化的人担任。

十一点多时，白纸上才有寥寥十多个人的账，多则400元、少则15元。我带上四个学生，入乡随俗，也给礼金100元。十一点半的时候，奔丧的人渐渐多起来，一时还排起了递送礼金的队伍。在这里，房族出力不出钱。他们不仅负责帮忙，也从家里带点籼米和素菜，这都是丧礼所需要的物资。但亲戚不同，他们根据与主人家的亲疏远近、过去礼尚往来的情况，递上礼金，很近的亲戚还得送烟酒。他们不需要帮忙，所以快到吃午饭时才过来。这里面，死者的两个女婿当然是礼金最高的。小女婿3000元。由于大女儿已经去世、大女婿再婚，他只给了500元。假如女婿家里富裕的话，也会支付一些烟酒费。在死者临时安息地的右边还挂着两块长两米左右、宽一米左右的白布，上面写着黑色的"奠"字，这是两个女婿对岳父的祭奠。

三声单音炮，在中午或者下午，是一种集结的信号，要么是吃饭，要么是出棺前的准备。中午十二点左右，房族的人已经开始布置餐桌了。在过去，无论是吃饭前还是吃饭后，丧事期间，都是不能抹桌子的，即使上面有残羹冷炙、啃完的骨头，也只能用手轻轻地擦一擦。据说这样做是为了保存"财"气。风水先生一再向我强调，他所做的一切，都是为了使后代和整个房族有"财"气、兴旺发达。大概可以看出，死亡对死者是生命在人间的结束，但他在另外一个世界对人间有持续的影响力，至少人们的想象和期许是这样的。吃饭的碗和盛菜的碗都是同样大小，只不过菜碗放在中间、吃饭的碗放在四周而已。煮好的米饭就放在附近的大塑料桶内，菜由村民从小塑料桶内盛出，放在各个桌子的碗内。由于清早才有房族的人去县城买荤素，中午的菜品简单，晚上才是所谓的丰富平安饭。中午有五个菜：一碗猪肉、一碗排骨、一碗青南瓜、一碗韭菜和一碗腌菜。这些菜中，除了腌菜有点酱油颜色外，其他都是食物经过油盐加工后的颜色。

我和四个学生与两位大叔坐在一起。他们一个是死者的弟弟，另一个是死者的亲戚。这里的座位没有特别讲究，有位置就可以坐。一个人吃完离席后，另一个人也会拿着新碗筷坐下来，继续吃。房族的帮手也会看看哪一桌菜不多了，随时添菜。村民告诉我，在过去，他们中午的一顿饭很随意，那时候穷，也没有酒，大家基本上就是默默地吃点饭、吃点菜，散席。现在条件好了，桌上不仅有白酒、啤酒，还有雪碧，但总体上没有闹酒的情况，也是想喝就喝点。早点吃完，下午还有事情要做。

我们打听到下午四点后才会出棺，中午这段时间各自都回家歇息了，只留下主人家陪伴过世的老人。不到下午四点，我和四个学生就到达主人家，相对于中午的嘈杂，现在安静了许多。不过，风水先生还是比我们早到，在和一个村民聊天。空的棺材已经抬到了马路上，用两根树木垫着。这是一个长约 1.8 米、宽不足

30厘米的黑漆棺材。据说，棺木从制作好，一直都是不能接触地面的，就是在抬棺上山的路上，也不能接触地面。否则先人灵魂不散，会给主人家带来不利。只有到放入坟穴的那一刻，棺木才最终找到了归宿。

四点半的时候，炮声再次响起，这是告诉村民马上就要出棺了。村民们陆续赶过来。这个时候，他们重新戴上孝布，因为出棺仪式马上就要开始了。风水先生这时候显然已是阴阳师。在死者临时安息点附近，摆着一张桌子，上面放着两只碗，一只碗里放着煮熟的大块肉，另一只碗里放着半碗米、已点燃的三炷香、十元钱，还有六只空碗和冥纸。风水先生随手将一瓶白酒倒入六只碗内，其中五只碗放在桌子前面，另一只碗做法使用。这时候，几个戴着孝布的中老年妇女围在死者的临时安息点，开始哭嚎起来。我观察到，亲人的哭泣是有控制的，什么时候开始哭、哭多久、哪些人哭都按照程序进行，且在整个丧葬过程中，男人哭得很少，偶尔见到死者的儿子擦了几下眼睛，但没有哭出声。

孝子孝孙，排上一列，每人手拿三炷香，头戴长长的孝布（表明都是至亲），由老人家的儿子带队，走出家门，径直向河边走去。他们这是去河边"取水"，给老人做仪式性的最后沐浴。十分钟后，又是一阵爆竹声，他们取水回来了。这个时候，暂时的灵堂拆除，侗布放入一个篮子里（以后也悉数放入棺材里）。我观察到，死者女儿用焚香将死者灵堂的侗布、侗锦烧出一个个小洞。据说，只有这样做，这些东西才能属于死者，不然死者接收不了。

孝子将一款方形的白布放入刚才取回来的水中，轻轻在死者脸上擦洗。时辰一到，风水先生发令，就可以入棺了。几个中青年男人马上用盖着的素色侗锦将尸体裹住，抬起，众人齐喊"走"，飞快地将尸体抬下楼，径直走向棺材，小心翼翼地将其放入棺材中。整个过程迅速且步调一致，旁人几乎来不及观察。风水先生左手拿一碗酒、右手持三炷焚香，不时用右手中指点酒，撒向灵堂，念念有词，意在驱赶死者离开人间。待房间内没有其他人了，风水先生断后，跟随众人来到棺材前。

棺材里面已经平铺着上午准备好的三角形的白纸，棺材盖上还披着一块素锦被。风水先生双手不断地做螺旋上升的动作，这是在驱鬼。合上棺盖，棺盖与棺材主体完全镶嵌在一起。人们娴熟地将两根十几米的粗壮抬杠放在棺木的两侧，然后用粗绳绑好。这是准备出棺了。

孝子孝孙半跪在棺材前。风水先生发令"出棺"。孝子孝孙站起走在前面，早已挑选的十几个壮汉一起涌向棺材，抬起就走。众房族、亲戚手拿三炷香，随队出发。一个年轻人早就在前面不时地放鞭炮、撒纸钱，为死者开路。众人走到村口的桥头时停下，孝子孝孙半跪。两根木材垫着，棺材暂时放在上面。这是女婿给死者的最后一次饯行，亦准备了没切的熟肉、米等仪式用品。这次停顿，也是在祭路，希望牛鬼蛇神让开，让棺材顺利到达坟墓。五分钟许，重新走起。

由于坟穴在半山腰上，路途遥远且不平。在抬棺的过程中，有几处险象丛生，我担心棺材会掉下来，那必然会是"大凶"。但人们早有准备，在陡坡难以抬上去的地方，上面用绳子拉扯、下面由众人抬举棺材，一齐用力，棺材还是缓慢上山了。我听说，前几年有位老人去世后，他的房族年轻人少，抬棺费力，只好请三轮摩托车运棺上山，但人们觉得这是破坏了规矩，只在没有办法的情况下才会这么做。

长长的送行队伍，有百余人。路途中，有房族的人准备了糯米团团，这是对送行人的犒劳。没有碗筷，想吃的都是用手抓着吃。大约40分钟后，我们到达坟场。孝子孝孙在坟地旁边站立。送行的其他亲戚、村民远远地看着，他们大概也不想靠近坟地。几个老妇人趴在棺材旁低声哭泣。我和四个学生大概是最靠近坟地的人。我们征得主人家同意，也问了仪式先生，拍了视频。

回来看整个下葬视频时，有几个要点。第一，族人把冥纸一堆一推地撒向坟穴，然后点燃烧起。这自然是给死者烧纸钱，但在烧纸的同时，既祛除了潮气，也烧死了坟穴里的蛀虫，棺木就没那么容易被蛀和受潮了。第二，杀公鸡。族人将砍了一半脖子的公鸡交给风水先生，风水先生将其快速丢到还是滚烫的坟穴里，公鸡挣扎乱窜，纸灰四起。人们很在意公鸡扑打死后的具体落地位置，如果在坟头，则表明圆满；如果在坟脚，则表明老人死得不如意。第三，孝子向坟穴喷"血"酒。这是朱砂和酒的混合物。孝子喝下，喷向坟穴，表示温暖坟穴。第四，棺材入穴。风水先生换上新的解放鞋，棺材上铺着侗布，他站在棺材上，念念有词，然后向坟下跪拜的孝子孝孙撒米。孝子孝孙用孝布接住米。这象征着死者对后代的福泽。这时候风水先生会说很多吉利的话，意为死者安息、生者永昌。然后风水先生用锄头在坟穴的四周各轻轻挖一点土放在棺木上，他退出。族人开始填土，不一会儿，一个坟包就起来了。仪式结束，众人准备散场，几个女性族人开始分发糖果，再次感谢送行的人。风水先生告诉我，他使用的这些仪式用品，包括肉、米、鞋、侗布等，主人家都会包好隔一天送给他。另外，他还有 400 元的酬金，和唢呐人一样。

死者终于入土为安，生者的生活还得继续，他们又得回到平常的生活。晚上是平安餐。族人、亲戚又来到主人家，他们终于可以开怀畅饮、无所顾忌了。不过，假如当天晚上孝子做梦梦见父亲，那说明死者还是没有安息，这仍然需要请风水先生再次做法，才能息事宁人。

我了解到，在丧葬过程中，还有一个陪夜的习俗。死者出棺前，房族亲人、孝子孝孙、女儿女婿需要在灵堂旁陪夜，时不时烧点纸钱，防止香火烧尽。出殡后，陪夜仍旧持续七日。这时候的陪夜倒不是陪死者，而是陪主人家。很明显，陪夜具有社会功能。对于主人家来说，亲人的离世意味着情感的悲痛和失落。在丧礼期间，人员嘈杂，乱哄哄一团，主人家也被各种仪式性的需求所牵动，暂时减轻了悲痛和失落。但一旦死者上山，亲友纷纷回家，乱哄哄的房子一下子空荡起来，亲人才缓过神来，意识到一位至亲已经离世了。陪夜实际是情感上的陪伴，陪他们度过情感的分离期，慢慢适应往后的生活。风水先生告诉我，陪夜也具有壮胆的作用。死亡总是充满危险的，尤其是非正常死亡的危险更大。所以陪夜可以帮助主人度过这个危险期。过了七天之后，主人会再次请亲友吃饭，感谢他们在这期间的帮助和陪伴。至此，丧葬主体过程才结束。

在死者下葬后的第二天，还有一个"上高山"的习俗。所谓"上高山"，是指希望死者站在高高的山上，看清这个村寨，选择最好的人家投胎。"上高山"的目的，主要是回馈死者已出嫁的女儿和女婿。主人家会再次请风水先生做一个仪式，召唤死者和房族的亲人最后一次去死者女儿家"用餐"。在父系亲属制度下，祖荫自然是富泽儿子一方，但"上高山"则是出嫁女儿的财运之旅，意味着死者不仅要富泽儿孙，也要给女儿、女婿及其后代带来财运。这种好事，一般是大女儿家优先。如果大女儿家不方便（比如当年有喜事，担心白事和喜事冲突），则会去其他女儿家。假如死者没有女儿，那么"上高山"就是去死者兄弟的女儿家吃顿饭。房族的人挑着前日没有吃完的猪肉、酒和其他菜食，邀请仪式先生一起，并再次请唢呐人吹着哀曲，一路走向女儿家。女儿家也会准备一些新鲜食物，请自己族人帮忙，根据人数多少，张罗几桌到几十桌饭菜。丧礼上，女儿和女婿一般要出最高的礼金，有时候甚至还需分担肉食的费用。"上高山"其实也是一种回礼。死者房族的人不仅带来了肉食和酒，还给了女儿家与死者最后的告别机会，以祈求带来她方的昌盛。

第三天假如还有没有吃完的肉菜，主人家会再次邀请族人、亲戚吃一顿。这样停顿三四天，就到"头七"了。这一天，族人、亲戚会去死者坟前烧纸钱，据说这是死者最后一次见到他的亲友。中午和晚上又是聚餐。至此，整个丧葬仪式才算结束。

我后来了解到一些丧葬禁忌。比如，如果死者的配偶仍在世，那么出棺的时候，配偶是不能随行的，不然死者会把配偶的魂带过去。农历八月去世的人，一般会有二次葬，不然会给生人带来死亡的威胁。另外，村民一般都不敢得罪阴阳师，因为仪式过程稍有疏忽，就会令死者不安、生者不宁。假如阴阳师故意说没有择到下葬吉日，尸体要在家里停留几日，那对于主人来说，无疑是巨大的经济负担。

后　记

　　我对农村慢性病的关注可能受个人生活经历和研究经历的影响。我在农村生活了十余年，只是上大学之后，回老家的次数才有所减少。每次回老家，或者与老家亲戚通电话，我既能感受到他们生活富足的幸福，也听说了一些村民和亲戚的不幸遭遇。这些遭遇的很大一部分是由疾病引起的，村里的高血压、癌症、偏瘫患者越来越多。我印象深刻的是，一位叔叔，不到40岁就半身不遂、言语不清，到现在已经被病魔折磨了十余年。由于坐的时间太久，又很少晒太阳，他现在"白白胖胖"，和我儿时对他的印象完全不同。这些似乎时时提醒我在研究城市健康和疾病的同时，不能忽视农村的变化。

　　我完成有关血液捐赠的博士学位论文后，自然而然地将器官捐赠和移植作为博士后研究的主题。2014年，蔡禾教授介绍我去一家医院参与糖尿病研究时，我才开始系统阅读有关慢性病的文献。在这家医院里，我以合作者的身份与医生开展了2型糖尿病人的依从性研究，也完成了有关1型糖尿病人的患病经历研究，以及一般意义上的慢性病的生物－社会性考察。在城市医院开展这些研究，虽然我观察到了患者与病友、医护的互动，也通过病痛叙述的方式了解到他们的患病经历，但由于他们的高度流动性，这些研究始终没能深入地触及他们的日常生活。

　　2013年我第一次到上寨，任务是带队实习。我实在没想到上寨会成为本书的田野点，也没想到我居然来这里调查了四次。现在想来，这四次调查，每次的重心都有所差异。2013年的调查是对村寨情况的整体把握，也顺带收集到村寨草医、巫师和西医的信息；2017 年的调查主要是对上寨的医疗格局进行深入研究，重点收集这些医者的从业经历和生命故事；2018 年的调查专注于患者的生命历程和患病经历；2021 年的调查是补充材料，尤其是收集到丰富的有关照护的细节和故事。经过四次调查，村民比较完整的患病经历就呈现出来。相对于我早期在城市医院做的研究，本书的民族志细节要丰富很多，很多场景不仅有患者在场，家人、房族、普通村民也参与到求医问药和日常照护的实践中。

但缺憾仍然在于调查的深度。我的四次调查都集中在暑假，没有一个完整年度的持续观察。由于语言交流上的障碍，一些有关病痛和照护的地方习语，我仍难以把握。我的调查主要在镇域范围内开展，我没有跟随患者到县城或者省城的医院做进一步观察。诸如此类的问题，都提醒我本书只能算是一个阶段性的呈现，而非最终的成果。

我虽然带队实习去过不同的地方，但与上寨的缘分最深。我似乎在这里找到了儿时的印象，每次回上寨，我都有一种自然的亲近感。这里的村民来广州就医或打工，也会联系我，我们在广州相聚。许多出现在我笔记中的老人已不在人世，让每次回访都增加了一些伤感。2021 年调查快要结束时，在县、镇两级党政领导干部的见证下，上寨村委会给我颁发了"荣誉村民"的证书。现在这份证书就放在我办公室最显眼的地方，我很珍惜这份荣誉、责任和缘分，它时刻鞭策我思考学术研究如何与乡村的发展联系起来。

我与上寨结缘，离不开很多师友的"撮合"。在这里我要感谢周大鸣教授第一次与我并肩带队的付出，感谢龙晔生先生（《民族论坛》杂志的主编）与我们相伴调查。他们募集资金在上寨修建的"中山亭"象征着调查队与当地永久的友谊。感谢石佳能、林良斌、姜又春等侗族研究学者对上寨的推荐，让我将这里作为持续的田野点。感谢通道县委、县政府，独坡镇委、镇政府，上寨村委会、上寨村民对我们调查的支持和包容。我清楚地记得 2013 年、2017 年、2018 年调查结束之日，村民们吹着芦笙给我们送行的场景。2021 年镇里和村里的干部担心我们从湖南到广西（因为疫情防控）受到出行限制，驱车一个多小时送我们去广西乘坐高铁回广州。每每想到这些，我都尤为感动和感激。

我的每次学术进步（假如有的话），都离不开景军老师的鼓励和指导。我 2009 年就已从清华大学毕业，但最近的十多年，我发现和景老师的交流一点也不比求学的时候少。每当我有一点学术灵感，或者有材料但不知道如何提炼其理论价值，或者茫然无措找不到学术方向时，都是景老师帮我走出困境和迷茫，让我从散乱的材料中找到理论的突破点，在理论的瓶颈中先把故事讲清楚，在故事的脉络中发现生活的智慧和文化的逻辑。当我将书稿电子版发给景老师，请求他为本书作序时，不到三天，我就收到了他作的序。他的序言高估了本书的贡献，也促使我再次修改全书，因为担心本书的不济会连累导师。

潘天舒教授不仅让我在复旦大学的讲台上展现了有关慢性病人的初步研究，还举荐我去哈佛大学跟随凯博文教授（A. Kleinman）做了半年的访问学者。这开阔了我的视野，也让我接触到一些国际上的人类学名家。郇建立教授是我的师兄，我们共同关注慢性病人的患病经历。虽然观点不尽相同，但每次与他交流，都让我受益匪浅。苏春艳博士是我很多论文初稿的第一位读者，她独到的眼光和提出的具有建设性的批评意见让我不敢有丝毫的自鸣得意。我还要感谢历次参与上寨实习的同学们。本书除了第二章的村寨地图和村委会提供的数据为大家共享，其他材料皆为我个人收集。教学相长，每次与学生讨论，也让本书的观点更为明确。许多师友阅读本书初稿后，在会议点评时给予了我宝贵的建议，在此一并致谢。

本书一些章节的缩减版曾在国内的期刊发表。这些期刊包括《中国社会科学》《民族研究》《开放时代》《南开学报》《广西民族大学学报》《思想战线》《西北民族研究》等。感谢这些期刊的编辑和匿名评审专家提出的建议。此外，我还收到了五份国家社会科学基金结题评审专家的中肯且一针见血的意见。这些都让本书在逻辑、材料呈现和理论建构上精进许多。

本书最终能够付梓，既离不开国家社会科学基金、中山大学出版基金、中山大学历史人类学研究中心出版基金以及玉润健康研究基金的资助，也离不开社会科学文献出版社童根兴先生、谢蕊芬女士以及孟宁宁女士的一丝不苟的、专业的付出。

承担行政事务后，我几乎没有时间陪伴家人。感谢家人一直以来的理解和支持。

余成普

2021 年 11 月于马丁堂

图书在版编目（CIP）数据

甜蜜的苦痛：乡村慢性病人的患病经历研究／余成
普著. -- 北京：社会科学文献出版社，2022.4（2023.1 重印）
（玉润健康研究文库）
ISBN 978 - 7 - 5201 - 9938 - 4

Ⅰ.①甜… Ⅱ.①余… Ⅲ.①农村 - 慢性病 - 病人 -
医学人类学 - 研究 - 中国 Ⅳ.①R31

中国版本图书馆 CIP 数据核字（2022）第 051287 号

玉润健康研究文库
甜蜜的苦痛：乡村慢性病人的患病经历研究

著　　者／余成普

出 版 人／王利民
责任编辑／孟宁宁
责任印制／王京美

出　　版／社会科学文献出版社·群学出版分社（010）59366453
　　　　　地址：北京市北三环中路甲 29 号院华龙大厦　邮编：100029
　　　　　网址：www.ssap.com.cn
发　　行／社会科学文献出版社（010）59367028
印　　装／唐山玺诚印务有限公司

规　　格／开　本：787mm × 1092mm　1/16
　　　　　印　张：15　字　数：201 千字
版　　次／2022 年 4 月第 1 版　2023 年 1 月第 2 次印刷
书　　号／ISBN 978 - 7 - 5201 - 9938 - 4
定　　价／89.00 元

读者服务电话：4008918866